Dr. med. Mathias Dosch
Dr. med. Peter Dosch

Leitfaden zur Neuraltherapie
Einführung in die Therapie mit Lokalanästhetika nach Huneke

Leitfaden zur Neuraltherapie

Einführung in die Therapie mit Lokalanästhetika nach Huneke

Von Dr. med. Mathias Dosch
und Dr. med. Peter Dosch

2. Auflage

HAUG

Karl F. Haug Verlag · Heidelberg

Die Deutsche Bibliothek – CIP-Einheitsaufnahme

Dosch, Mathias:
Leitfaden zur Neuraltherapie : Einführung in die Therapie mit Lokalanästhetika nach Huneke / von Mathias Dosch und Peter Dosch. - 2. Aufl. - Heidelberg : Haug, 1994
(Erfahrungsheilkunde, Naturheilverfahren)
ISBN 3-7760-1416-4
NE: Dosch, Peter:

Produkthaftungsausschluß

Alle in diesem Buch enthaltenen Angaben, Daten, Ergebnisse usw. wurden von den Autoren nach bestem Wissen erstellt und von ihnen und dem Verlag mit größtmöglicher Sorgfalt überprüft. Gleichwohl sind inhaltliche Fehler nicht vollständig auszuschließen. Daher erfolgen die Angaben usw. ohne jegliche Verpflichtung oder Garantie des Verlages oder der Autoren. Sie tragen deshalb keinerlei Verantwortung oder Haftung für etwaige inhaltliche Unrichtigkeiten.

2. Auflage 1994
Titel-Nr. 2416 • ISBN 3-7760-1416-4

Graphik: Godela + Hartmut Zeh, 80999 München

Gesamtherstellung:
Druckhaus Darmstadt GmbH, 64295 Darmstadt

Inhalt

Einleitung 7

Was verstehen wir unter Neuraltherapie nach Huneke? 8

Die Neuraltherapie mit Lokalanästhetika . . 9

A) Die Segmenttherapie 10
- Der kuti-viszerale Reflexweg 10
- Die Körpersegmente 12

B) Das Huneke-(Sekunden-)Phänomen . . 14
- Die Bedingungen für das Phänomen . . 15

C) Die Grundlagen der Neuraltherapie . . . 16
1. Das Gate-Control-System 16
2. Die Kalium-Natrium-Pumpe 18
3. Das Zelle-Milieu-System 20

Der Unterschied zwischen Lokalanästhesie und Neuraltherapie 22

D) Die Praxis 24
- a) Das Material 24
  - Die Neuraltherapeutika 24
  - Der Allergietest 26
- b) Die Untersuchung 26
- c) Die Behandlung und ihre Techniken 28
  - Die Intrakutan-Quaddel und tiefergehende Injektionen 28
  - Die intravenöse Injektion 30

Einige Krankheiten und ihre Behandlung . 31
1. Kopfschmerzen und Migräne 32
2. Trigeminusneuralgie 34
3. Ohrenerkrankungen 36
4. „Rheumatische“ Erkrankungen 38
   - a) Der Muskelrheumatismus 38
   - b) Der Gelenkrheumatismus 38
   - c) Lumbago 40
5. Gelenkerkrankungen 42
   - a) Arthritis und Arthrose 42
   - b) Schultergelenk 42
   - c) Hüftgelenk 44
   - d) Kniegelenk 46
6. Die Schilddrüse 48
7. Herzbeschwerden 50
8. Erkrankungen im thorakalen Raum . . 52
9. Erkrankungen im Abdominalbereich . . 54
10. Gynäkologische Erkrankungen 56
11. Die Prostata 58
12. Tonsillen als Störfeld 60
13. Die Zähne als Störfelder 62

Schlußwort und Literatur-Empfehlungen . . 64

Einleitung

„Dank der Errungenschaften unserer modernen Medizin sind wir heute in der glücklichen Lage, etwa die Hälfte aller Krankheiten diagnostizieren und davon die Hälfte heilen zu können."

Heilmeyer 1963

Der Arzt aus Berufung ist unglücklich, daß er demnach mit den erlernten Möglichkeiten bestenfalls ein Viertel aller Krankheiten heilen kann.

Für ihn mein Rat:
Erweitern Sie Ihre diagnostischen und therapeutischen Möglichkeiten mit der modernen Neuraltherapie mit Lokalanästhetika.

Die Neuraltherapie nach Huneke ist ein Teilgebiet der Medizin, keine alternative Medizin! Sie ist eine Sonderform der Regulations-(Reflex-)Therapien und hat ihre spezifischen Techniken, die man erlernen muß.

Hier geben wir eine kurze Einführung. Aus den vielen Möglichkeiten geben wir nur einfache und häufig anwendbare Techniken für die tägliche Praxis an. Mit ihnen kann jeder Arzt das neuro-humorale Reflexsystem mit seinen Reflexmechanismen zur Therapie nutzen. Sie können entgleiste Regelsysteme auf verschiedenen physiologischen Ebenen normalisieren helfen. Besonders, wenn chronisch belastende übergeordnete Faktoren mit einer gezielten Anästhesie ausgeschaltet werden.

„Die weise Benutzung des vegetativen Systems wird einmal den Hauptteil der ärztlichen Kunst ausmachen."

Von Hering 1925

Was verstehen wir unter Neuraltherapie nach Huneke?

Der Begriff „Neuraltherapie" stammt aus den zwanziger Jahren, als die Brüder Huneke die in Vergessenheit geratene Möglichkeit wiederentdeckten, die Lokalanästhetika außer zur örtlichen Betäubung auch zur Therapie einzusetzen. Damals schrieb die Wissenschaft dem Neuralen die führende Rolle bei der Steuerung allen lebendigen Geschehens zu. Daher meinten die Brüder F. und W. Huneke auch, die Wirkung ihrer Injektionen mit deren Beeinflussung des neurovegetativen Systems erklären zu können.

Heute wissen wir, daß das Leben erst im kybernetischen Zusammenwirken aller neuralen, humoralen, zellulären, psychischen usw. Regelkreise und Regelsysteme möglich ist.

Gesundheit bedeutet Abwehr von Schadreizen und setzt einen unbehinderten Informationsaustausch voraus. Überstarke Reize, die nicht abgebaut werden können, stören die benötigte Energiebildung und -verteilung. Die Neuraltherapeutika bringen Energie ins Gewebe und helfen, Blockierungen zu beseitigen. Dann kann die körpereigene Abwehr mit ihren Selbstheilungsmechanismen wieder zum Zuge kommen.

Diesen Weg nutzen alle „Neuraltherapien *im weiteren Sinne*" wie die Akupunktur, Manuelle Therapie, gezielte Massagen, alle Hautreiz- und Umstimmungsverfahren der Erfahrungsheilkunde usw., auch die Physiotherapie mit ihren am vegetativen Grundsystem ansetzenden physikalischen, balneologischen und klimatotherapeutischen Methoden. Die Neuraltherapie *mit Lokalanästhetika,* die wir den Brüdern Huneke verdanken, stellt nur einen eigenen, sehr weitreichenden, biologisch-wissenschaftlich begründeter Weg der Reflextherapien dar, den jeder Arzt nutzen kann.

Die Neuraltherapie mit Lokalanästhetika

Die Brüder Ferdinand und Walter Huneke veröffentlichten 1928 in einer gemeinsamen Arbeit „Unbekannte Fernwirkungen der Lokalanästhesie" ihre Beobachtungen. Sie bauten die empirisch gefundenen Therapiemöglichkeiten mit Lokalanästhetika zur Methode aus und sorgten in einem lebenslangen Kampf für deren Verbreitung und Anerkennung.

Die Neuraltherapie nach Huneke kennt zwei Wege:

A) Die Segmenttherapie

Sie arbeitet mit gezielten Injektionen in den Segmentbereichen bzw. am Kopf in den Bereichen der Trigeminusäste. Also dort, wo Schmerzen, Juckreiz, Dystrophien und andere pathologische Symptome auftreten.

B) Das Huneke-(Sekunden-)Phänomen

Unter einem Störfeld verstehen wir ein chronisch verändertes Gewebe, das auf neurohumoralem Wege Fernstörungen verursacht. Schalten wir ein solches pathogenes Störfeld mit einem Lokalanästhetikum aus, beseitigen wir die Krankheitsursache. Das Leiden verlöscht dann nach einigen derartigen Injektionen im Huneke-Phänomen. Mehr darüber auf Seite 14.

Die *Segmenttherapie* wurde längst als Schmerztherapie in die Lehrmedizin integriert, ohne daß man den Namen der Begründer dabei nennt.

Das Huneke-Phänomen gilt teilweise immer noch als umstritten, obwohl es auf mehreren Wegen objektiviert werden konnte. Seine Anerkennung würde ein Umdenken in den Grundlagen der Medizin erfordern, die in einem Jahrhundert aufgebaut wurden. Aber es existiert, und seine Anerkennung kann im Zeitalter der Kybernetik nur eine Frage der Zeit sein.

A) Die Segmenttherapie

Der kuti-viszerale Reflexweg

Zuerst nannte man die neuraltherapeutischen Anwendungen im segmental zugeordneten Bereich der Erkrankung „Heilanästhesie" bzw. „Therapeutische Lokalanästhesie". Das ist irreführend. Wir setzen ja keine Anästhesie wie vor Operationen, und das Huneke-Phänomen wäre dann ja eine Fernanästhesie. Darum verwenden wir den von Kibler vorgeschlagenen Namen Segmenttherapie für die eine Säule der Neuraltherapie mit Lokalanästhetika.

Die Segmenttherapie basiert auf der Erkenntnis, daß alle Teile eines Segmentes auf bestimmte Vorgänge im Segment reflektorisch als Einheit antworten. Dabei gehen die Reizinformationen und deren Beantwortung im Gegenverkehr von der Peripherie über das Rückenmark zum segmentzugehörigen Organ und wieder zurück (kutiviszeraler und viszero-kutaner Reflexweg).

Es gibt aber auch Segment-Reflexbeziehungen von der Schleimhaut, der Unterhaut, dem Bindegewebe, der Pleura und dem Peritoneum, der Muskulatur, den Gefäß- und anderen Nerven, dem Periost, den Gelenken und Organen und Systemen untereinander. Der Neuraltherapeut kann alle Schichten mit der Nadel aufsuchen und so auf den unvorstellbar regen Nachrichtenverkehr und die Regulations-Impulse einwirken.

Alle von uns verabfolgten Injektionen müssen genau notiert werden. Erzielen wir mit der Segmenttherapie eine deutliche Besserung, muß die gleiche Behandlung bei wiedereinsetzenden Beschwerden wiederholt werden. Dann steigert sich der Erfolg mit jeder Wiederholung bis zur Heilung, soweit das anatomisch noch möglich ist.

Abb. 1: Die Reflexverbindungen von der Haut zu den inneren Organen und zur Muskulatur.

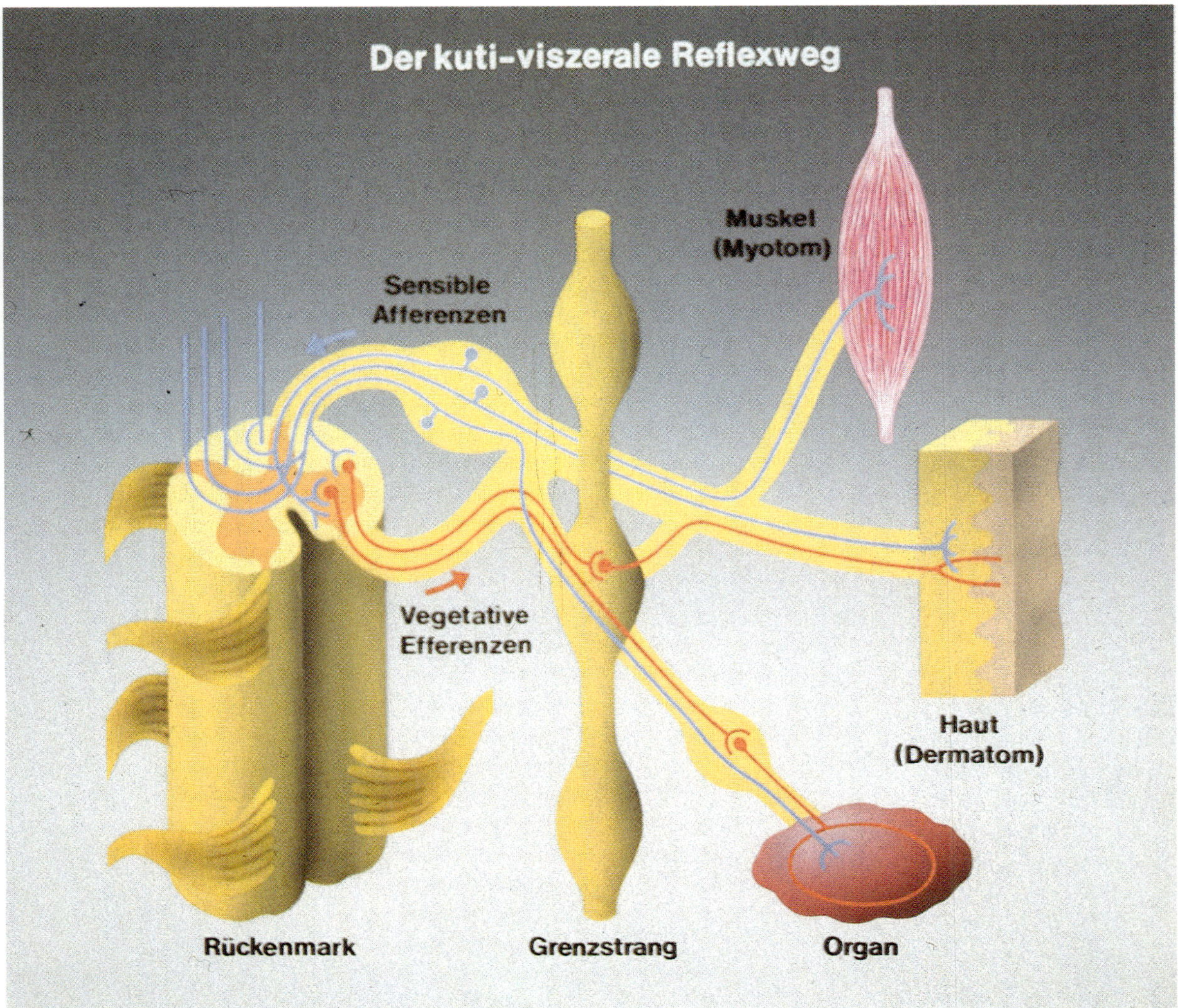

Die Körpersegmente

Das gesamte neurovegetative System ist mit seinen nervalen, humoralen und zellulären Regelkreisen in kybernetischer Wechselwirkung an allen Reaktionen beteiligt. Jede Störung in einem Teilgebiet hat eine Reaktion in der ganzen Funktionseinheit zur Folge. Es erkrankt nie ein Organ, sondern immer der ganze Mensch!

Die gezielte Lokalanästhesie (Neuraltherapie) des reizgestörten Segmentgewebes unterbricht nicht nur vorübergehend pathologische Reflexwege, sondern normalisiert durch Repolarisation der reizgestörten Zellmembran-Potentiale darüber hinaus alle vegetativen Funktionen. Mehr darüber auf den Seiten 20 und 24.

Die inneren Organe und der Schwerpunkt ihrer Segmentreaktionen:

Herz:	C3—4 li.,	Th 1—6 li.
Lungen, Bronchien:	C3—4,	Th 3—5
Ösophagus:		Th 5
Magen:	C3—4 li.,	Th 2, 7—9 li.
Dünndarm:		Th 9—11
Colon:	re. bzw. li.	Th 11—L1
Leber, Gallenblase:	C3—4 re.,	Th 6—10 re.
Pankreas:	C3—4 li.,	Th 8 li.
Milz:		Th 8—9 li.
Niere, Ureter:	li. bzw. re.	Th 10—12, L1
Harnblase:	bds.	Th 12—L3, S2
Uterus, Adnexe, Hoden, Nebenhoden:	bds.	Th 11—L3
Rektum:	bds.	Th 10—L3

Die Körpersegmente

8 Zervikalsegmente:	C1—C8
12 Thorakalsegmente:	Th1—Th12
5 Lumbalsegmente:	L1—L5
5 Sakralsegmente:	S1—S5
1 Kokzygealsegment:	Co

Abb. 2 und 3: Die Körpersegmente, Vorder- und Rückseite

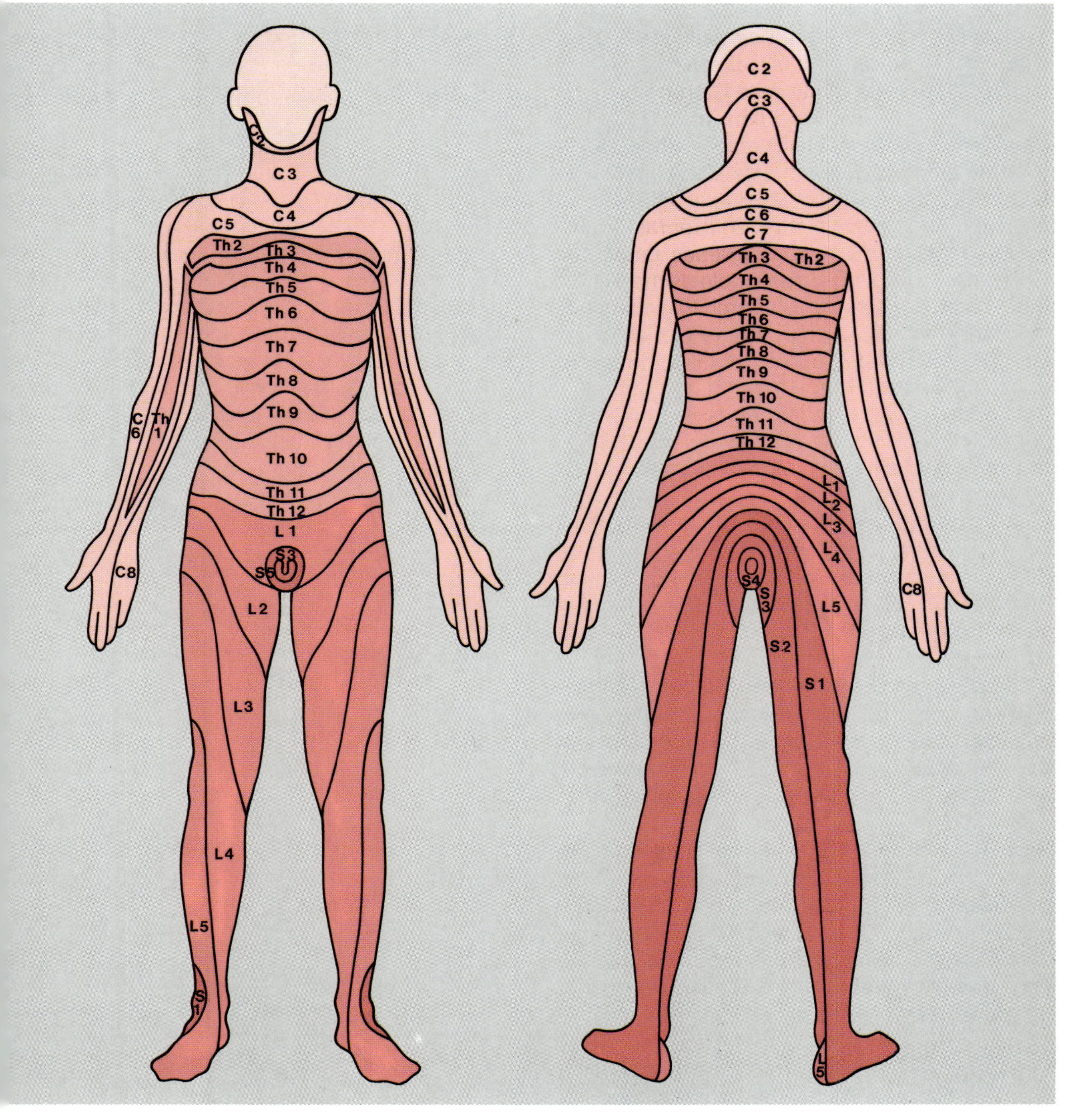

B) Das Huneke-(Sekunden-)Phänomen

Jede Stelle unseres Körpers kann durch einen abgelaufenen oder noch aktiven Reizprozeß entzündlicher, chemischer, physikalischer oder traumatischer Art zu einem pathogenen Störfeld werden und an jeder Stelle des Organismus die mannigfaltigsten Krankheitsprozesse auslösen.

Ferdinand Huneke fand 1940, daß es Störfelder gibt, die auf neurohumoralem Wege auch außerhalb jeder segmentalen Ordnung Krankheiten auslösen und unterhalten können. Ebenso, daß diese Ursachen durch eine gezielte Anästhesie (= Neuraltherapie) ausgeschaltet werden können. Die von ihnen ausgelösten Krankheiten müssen dann im „Sekunden-Phänomen" nach Huneke verlöschen. Er heilte eine Frau mit einer bisher unbeeinflußbaren Periarthritis humeroscapularis *links* schlagartig, als er bei ihr eine Narbe nach einer Osteomyelitisoperation aus der Kindheit am *rechten* Unterschenkel mit Procain behandelte. Vorher hatten bei ihr alle seine Segmentinjektionen intravenös, mit Quaddeln und Injektionen in schmerzhaftes Gewebe in der Umgebung der Schulter auf der anderen Körperseite, selbst intraartikuläre und Injektionen an das linke Ganglion stellatum versagt.

Störfelder finden wir besonders häufig im Kopfbereich an krankhaft veränderten Zähnen (nervtoten, beherdeten, verlagerten Zähnen, Zysten, Wurzelresten, Fremdkörpern, Restostitiden usw.), den Tonsillen und Nasen-Nebenhöhlen.

Narben aller Art, so z. B. verheilte Knochenfrakturen und Fremdkörper wie Granatsplitter sind weitere mögliche Störfelder. Aber auch innere Organe können nach Entzündungen und Operationen Störfeldcharakter annehmen, wie Leber, Gallenblase, Magen, Bauchspeicheldrüse, Darm, Lunge, Herz, Uterus, Adnexe, Prostata usw.

Eine gezielte Anamnese ergibt bei jedem Kranken viele potentielle Störfelder. Aber nicht alle sind aktiv, die meisten verhalten sich zur Zeit stumm. Man kann sie durch Provokationsmethoden aufdecken. Ob das betreffende chronisch gestörte Gewebe aktiv weiter stört und so zum schuldigen Störfeld für die vorliegende Krankheit wurde, kann nur unsere Testinjektion in das vermutete Störfeld klären. Wir treiben so eine differenzierte Zusammenhangs-Diagnostik, denn eine echte Diagnose muß uns auf den Grund der Krankheit führen.

Nach den Statistiken und unseren Erfahrungen schätzen wir, daß etwa 30% der bisher therapieresistenten Krankheiten störfeldbedingte Fernerkrankungen sind! Mit der zunehmenden Umwelt- und Inwelt-Verschmutzung sind unsere Regulationsmechanismen und damit auch unsere körpereigenen Abwehr- und Selbstheilungsmechanismen so überlastet bis blockiert, daß sie oft erst vom Arzt mit umstimmenden Verfahren entlastet und reaktiviert werden müssen, bevor wir das Heilphänomen auslösen können.

Die aus der Erfahrung abgeleiteten Thesen Hunekes besagen:

1. Jede Stelle unseres Körpers *kann* zum Störfeld werden!

2. Jede Krankheit (mit einigen Ausnahmen) *kann* störfeldbedingt sein. Ausnahmen sind: Psychosen, psychogene Krankheiten, Erbkrankheiten, Mangelkrankheiten, fortgeschrittene Infektionskrankheiten, narbige Endzustände (wie Leberzirrhose, Schrumpfniere), Krebs, Zoonosen und alle akuten chirurgischen Indikationen.

3. Die Anästhesie (Neuraltherapie) des schuldigen Störfeldes läßt die Krankheit im Huneke-Phänomen verlöschen.

Die Bedingungen für das Phänomen:

a) Bei der Injektion des Neuraltherapeutikums in ein schuldiges Störfeld müssen alle von ihm ausgelösten Fernstörungen in der gleichen Sekunde (manchmal dauert es auch länger) hundertprozentig verschwinden, soweit das anatomisch noch möglich ist.

b) Die völlige Symptomfreiheit muß von den Zähnen aus 8, von allen anderen Stellen aus mindestens 20 Stunden anhalten.

c) Treten die alten Symptome wieder auf, muß das Neuraltherapeutikum wieder an dieselbe Stelle gespritzt werden (Wiederholungsregel). Die Zeit der 100%igen Wirkung muß sich bei der Wiederholung gegenüber dem vorigen Mal noch steigern.

Erst, wenn diese drei Bedingungen erfüllt sind, darf man von einem Huneke-Phänomen sprechen. Die Wirkung steigert sich dann mit jeder Wiederholung bis zur Heilung im Rahmen der noch verbliebenen anatomischen Möglichkeiten. Tut sie das nicht ausreichend, muß nach einem weiteren korrespondierenden Störfeld gesucht oder an eine operative Entfernung des Zahnes, der Narbe, der chronisch entzündeten Appendix usw. gedacht werden.

Wenn die körpereigene Abwehr durch „Regulationsblocker“ (Pischinger) wie Kortison, Antibiotika, Chemotherapeutika, Zytostatika, Immunsuppressiva, Psychopharmaka, Sedativa und Hypnotika geschwächt oder blockiert ist, kann das Auslösen des Phänomens schwierig oder z. Z. unmöglich sein. Dann müssen diese Medikamente möglichst abgesetzt und durch biologische Mittel ersetzt werden, soweit das zu verantworten ist. Auf alle Fälle ist zu versuchen, durch Ernährungsumstellung und umstimmende Maßnahmen die Blockierung abzubauen.

C) Die Grundlagen der Neuraltherapie

1. Das Gate-Control-System

Schmerzen entstehen bei der Erregung von spezialisierten Rezeptoren (Nozizeptoren) oder ihrer afferenten Fasern. Die Impulse werden über dünne A-Delta- und C-Fasern und dickere A-Beta-Fasern zum Hinterhorn des Rückenmarks geleitet. Dort ist nach der Theorie von Melzack und Wall in der Substantia gelatinosa Rolandi ein Mechanismus wirksam, der die Kontrolle über die einlaufenden Informationen übernimmt.

Wie durch ein Tor (gate) steuert er die Übertragung von Nerven-Impulsen von den peripheren Fasern zu den T-(Überleitungs-)Zellen des Hinterhorns und zum Zentralnervensystem. Das heißt, der Tormechanismus verstärkt oder hemmt sie, bevor er sie weiterleitet.

Durch die Aktivitäten, die über die dicken Fasern laufen, wird das Tor geschlossen. Durch die in den dünnen Fasern geleiteten wird die Hemmung abgeschwächt, also das Tor geöffnet. Dann können die Schadimpulse verstärkt passieren. Das ganze System unterliegt einer zentralen Kontrolle.

Da die Lokalanästhetika zuerst die dünnen Fasern ausschalten, wird das durch Schadreize geöffnete Tor wieder geschlossen. Damit wird das Ausbilden eines Circulus vitiosus (positiven Feedbacks) verhindert. Der Teufelskreis sich ständig aufschaukelnder Erregungen wird unterbrochen, wenn wir bei der Segmenttherapie die Nozizeptoren-Impulse mit Quaddeln in der Haut oder mit Injektionen an schmerzleitende Nerven oder direkt am Grenzstrang des Sympathikus unterbrechen. Beim Huneke-Phänomen, wenn wir die Reizquelle am Störfeld abschalten.

So wird die natürliche Regulation, das negative Feedback, wiederhergestellt. Wer Schmerzen lindern kann, ist ein guter Arzt. Wer die Huneke-Therapie beherrscht, kennt einen guten Weg, den Schmerz an der Wurzel zu bekämpfen!

Erklärung der Abkürzungen:

di	=	dicke A-Beta-Fasern
dü	=	dünne A-Delta- und C-Fasern
SG	=	Substantia gelatinosa
T	=	Transmissions-(Überleitungs-)Zellen
+	=	Erregung
—	=	Hemmung

Die Fasern ziehen zur SG und den ersten T-Zellen des Hinterhorns. Der hemmende Effekt, den die SG auf die afferenten Fasern ausübt, wird durch die Aktivitäten in den dicken Fasern verstärkt und damit das Tor geschlossen. Durch die Aktivitäten der dünnen Fasern wird die Hemmung abgeschwächt, also das Tor geöffnet. Die Lokalanästhetika blockieren zuerst die dünnen Fasern. Bei richtiger Lokalisierung schließen sie das durch Schadreiz-Informationen zu weit geöffnete Tor. Die Schmerzen werden gelindert und das Ausbilden eines positiven Feedbacks verhindert.

Abb. 4

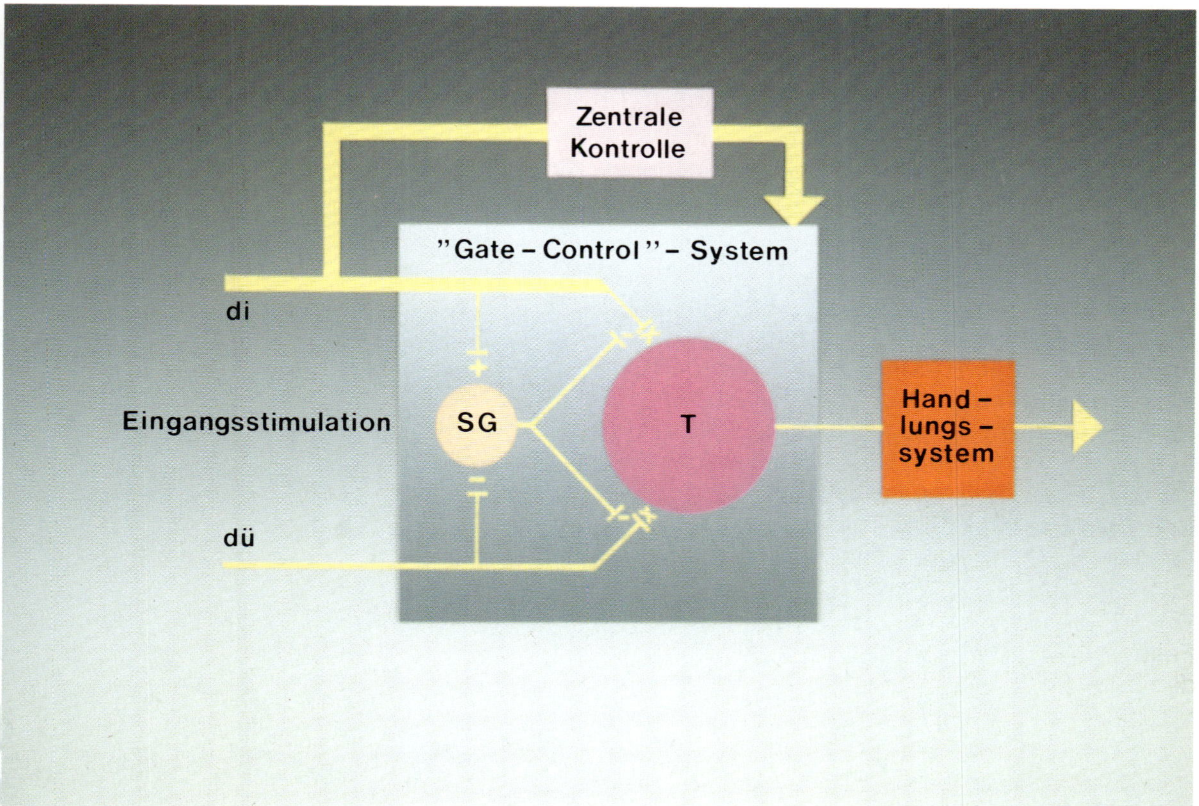

2. Die Kalium-Natrium-Pumpe

Das Leben ist nicht nur an Materie, sondern auch an Energie gebunden. Jede Zelle stellt eine winzige Kalium-Batterie mit einem Potential von 40—90 Millivolt dar. Auf jeden Reiz fällt das Potential zusammen: Depolarisation. Die Zelle baut es normalerweise sofort wieder auf: Repolarisation. Die Energie dazu gewinnt sie aus dem Sauerstoff-Stoffwechsel.

Nach überstarken oder zu vielen sich summierenden Reizen (chemischen, physikalischen, traumatischen) gelingt ihr das oft nicht mehr aus eigener Kraft. Die dann kranke Zelle mit herabgesetztem Membran-Ruhe-Potential ist jetzt anfällig und nicht mehr voll an die Gesamtinformation angeschlossen. Sie kann ihre Funktion nicht mehr richtig ausüben und sendet Störimpulse aus.

Angeboren schwache oder durch Vorkrankheiten geschwächte Organe haben eine geringere Trennschärfe. Sie empfangen die Störimpulse mit und verarbeiten die Fehlinformationen zu pathogenen Durchblutungs- und anderen Regulationsstörungen. Jeder Mensch hat sein schwaches Organ (Locus minoris resistentae), das unter diesen Bedingungen zuerst erkrankt.

Professor Fleckenstein konnte nachweisen, daß die grenzflächenaktiven Lokalanästhetika die Zellmembranen abdichten, das reizdepolarisierte Potential wieder aufbauen und die Zelle vor erneuter Depolarisation schützen (stabilisieren) können. Damit wird die gestörte Funktion wiederhergestellt. Zumindest vorübergehend. Aber mit jeder Wiederholung lernt die Zelle besser, das erforderliche Potential wieder selbst aufzubauen und zu halten. Das ist der Heilungsprozeß.

Abb. 5

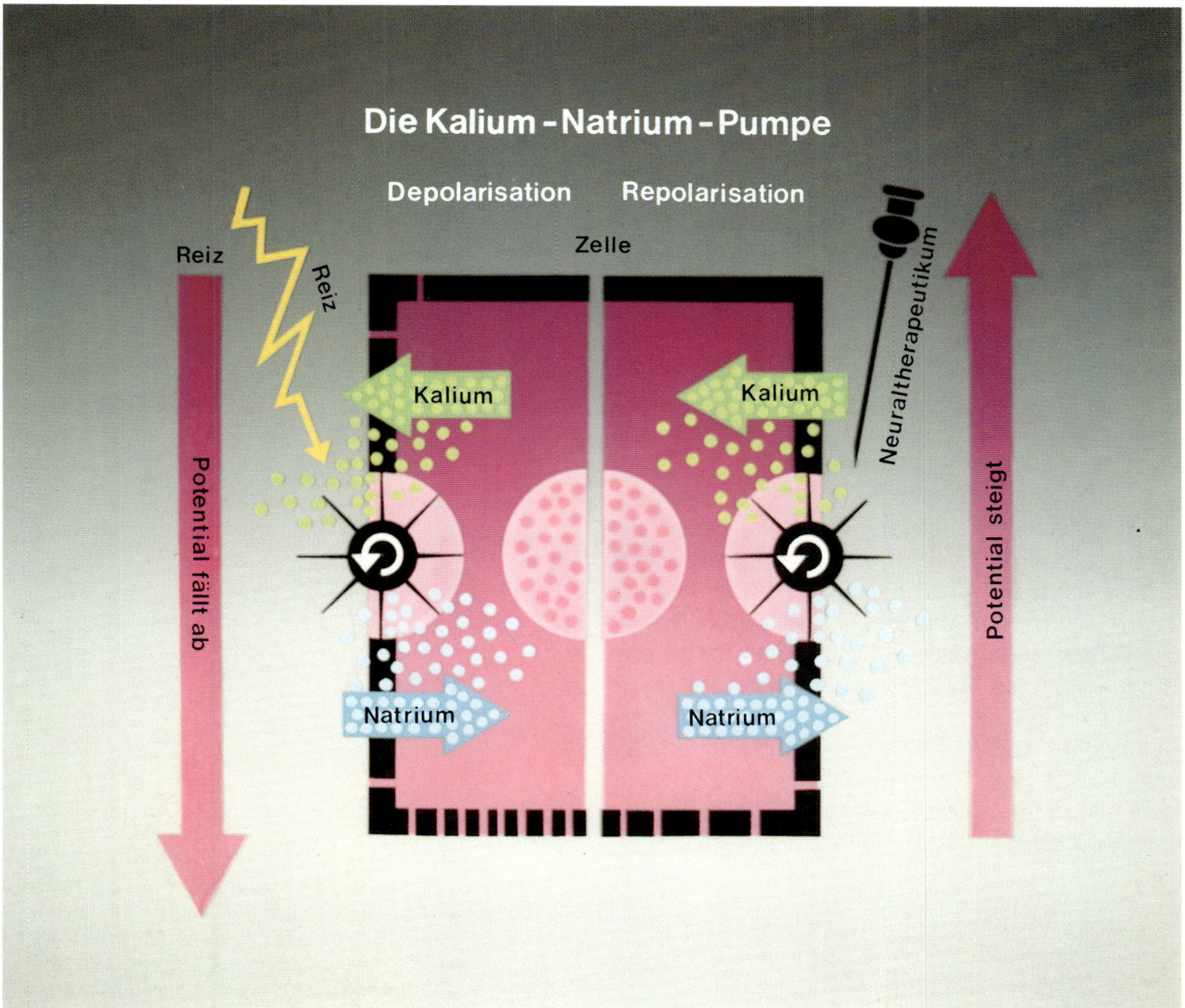

Linke Seite: Der Reiz depolarisiert die Zelle. Die Zellporen werden erweitert. Die Kaliumionen wandern aus, Natriumionen wandern ein.

Rechte Seite: Das Lokalanästhetikum dichtet die Zellmembran wieder ab. Das Natriumionen wandern aus, die Kaliumionen wieder hinein. Die Zelle wird repolarisiert und ihre Funktion wird wiederhergestellt.

3. Das Zelle-Milieu-System

Nach Professor Pischinger stellt das Grundregulationssystem (Zelle-Milieu-System) ein bioelektrisch-energetisches System dar, in dem das oxyreduktive Potential das Bestimmende ist. Von diesem hängen die Zellatmung, das Säure-Basen-Gleichgewicht und die anderen lebenswichtigen Funktionen ab, wie der Stoffwechsel, die Temperatur und der Zucker-, Eiweiß-Haushalt. Auch vieles andere mehr wird von ihm geregelt.

„Jede Maßnahme, die Energie in irgendeiner Form in das Grundsystem hineinträgt, vermag die vegetativen Funktionen in Bewegung zu bringen, die mittels der Kommunikationen den ganzen Organismus erfassen. Die Wirkungen des sogenannten ‚Stoßes ins Vegetative' (F. Huneke) können nur von dieser Grundlage her verstanden werden, gleich, ob thermische, elektrische, chemische oder mechanische Energie appliziert wird (Pischinger)."

Die Lokalanästhetika bringen chemische Energie ins Gewebe. Pischinger konnte herd- und störfeldbedingte Abweichungen in der Blutzusammensetzung, der Temperatur, im Sauerstoff- und Energie-Stoffwechsel, auch im Hautwiderstand und bioelektrischem Potential mit ihren vielerlei Auswirkungen auf die Gesundheit nachweisen, die sich allesamt nach neuraltherapeutischen Injektionen wieder normalisierten.

Das erklärt, warum die Neuraltherapie mit Lokalanästhetika eine kausalwirksame Methode für viele bisher therapieresistent verlaufende Krankheiten darstellt.

Die Beziehungen des Grundsystems (= Bindegewebszelle + Nerv + Kapillare + extrazelluläre Flüssigkeit) zu den Parenchymzellen, zum inneren Kreislauf, zum Blut- und Lymphsystem werden schematisch dargestellt. Ebenso seine Beziehungen zu den bekannten zentralen Regulationspolen und seine Stellung im gesamten Organismus.

Es ist ein peripheres Regulationssystem mit der Aufgabe, für die Zelle das optimale Milieu zu schaffen, das an Bedeutung der zentralen Steuerung gleichzusetzen ist.

Abb. 6

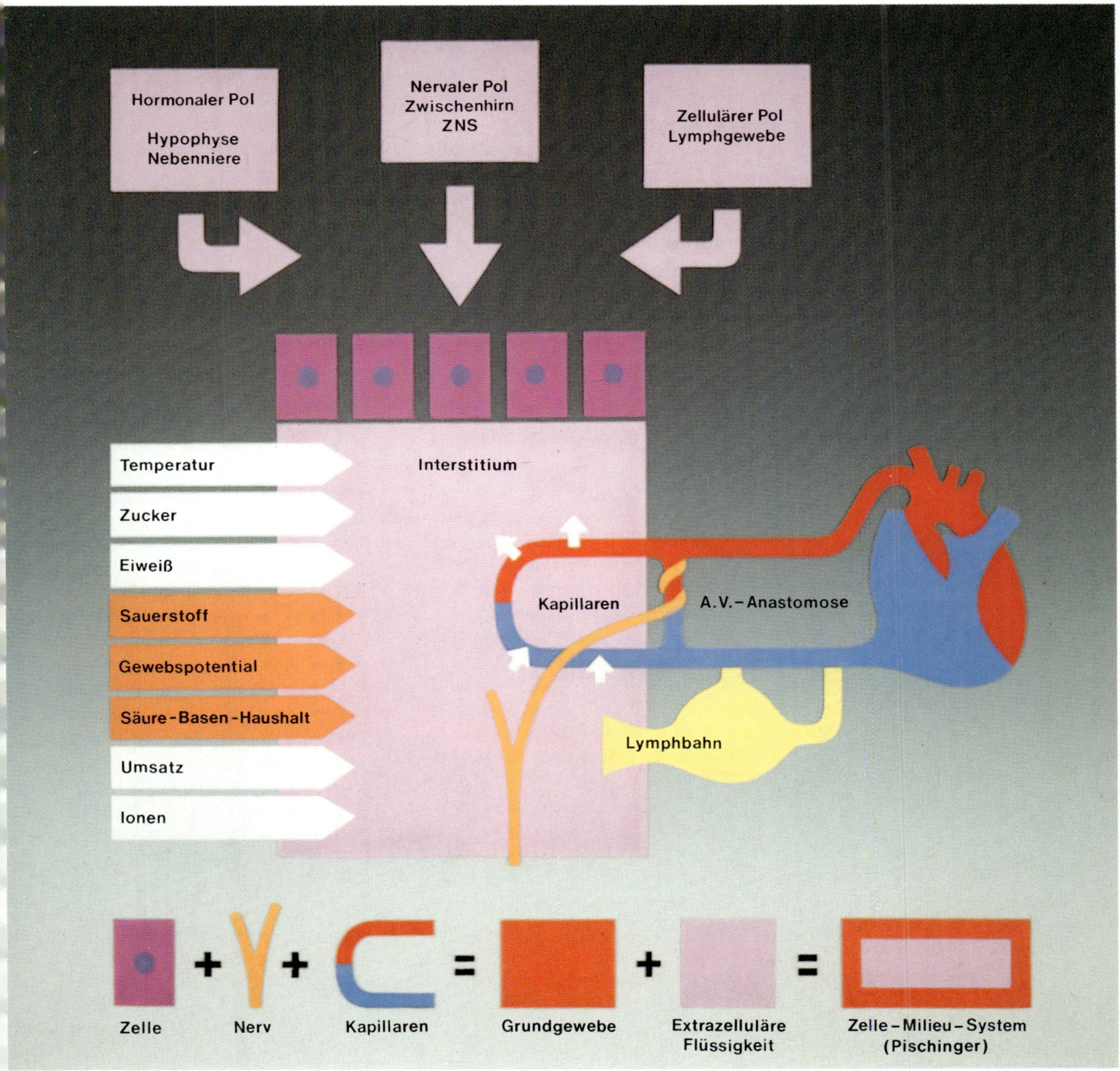
Hormonaler Pol
Hypophyse
Nebenniere
Nervaler Pol
Zwischenhirn
ZNS
Zellulärer Pol
Lymphgewebe
Temperatur
Zucker
Eiweiß
Sauerstoff
Gewebspotential
Säure-Basen-Haushalt
Umsatz
Ionen
Interstitium
Kapillaren
A.V.-Anastomose
Lymphbahn
Zelle
Nerv
Kapillaren
Grundgewebe
Extrazelluläre
Flüssigkeit
Zelle-Milieu-System
(Pischinger)

Der Unterschied zwischen Lokalanästhesie und Neuraltherapie

ANÄSTHESIE

a) Die gesunde Nerven-, Organ- und Muskel-Zelle hat ein Grenzmembran-Potential von 40—90 Millivolt. Ein Reiz muß eine bestimmte Höhe haben, damit sie ihr Membran-Ruhe-Potential (MRP) verliert und Erregungsimpulse aussendet: Die Zelle wird depolarisiert.

b) Das injizierte Lokalanästhetikum bringt ein hohes Eigenpotential mit und hyperpolarisiert die Zelle.

c) Weil im Stadium der Hyperpolarisation jede Reizleitung unterbrochen ist, ist das anästhesierte Gebiet unempfindlich. Man spricht von einem „Anodenblock". Davon leitet sich der Begriff „Nervenblockade" ab, der das Verständnis für die Neuraltherapie mit Lokalanästhetika so lange blockiert hat.

d) Nach Abklingen der Anästhesie (bei Verwendung von Procain nach 20—30 Minuten, bei Lidocain, Mepivacain und anderen amidstrukturierten modernen Lokalanästhetika nach 1—3 Stunden) hat die Zelle ihr altes MRP wieder. Es ist alles wieder wie vorher.

Abb. 7

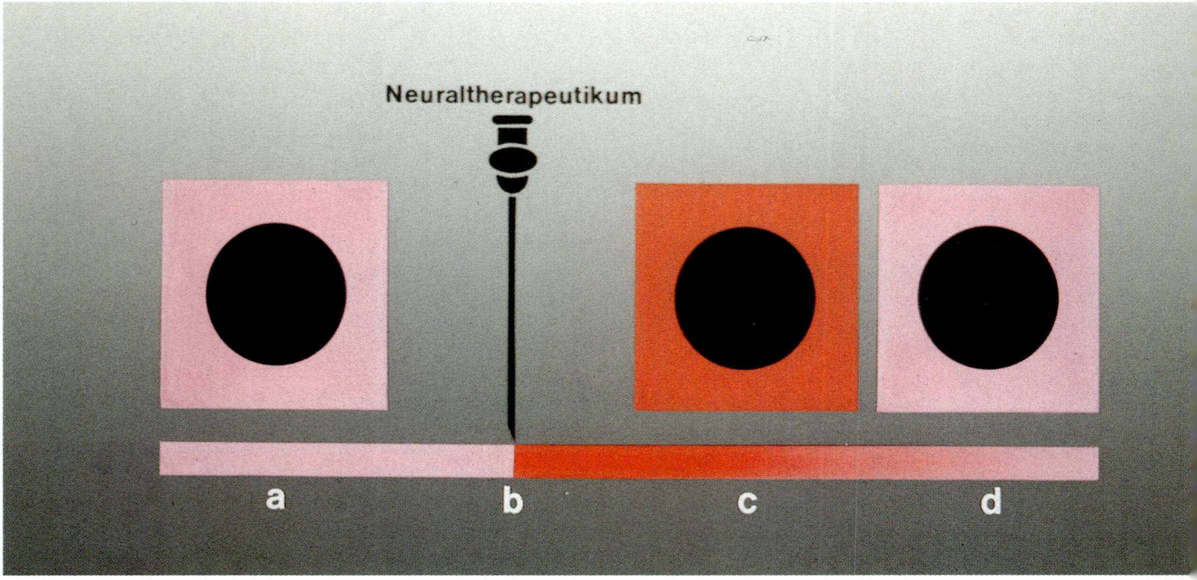

NEURALTHERAPIE MIT LOKALANÄSTHETIKA

a) Die kranke Zelle hat von vornherein ein erniedrigtes Membran-Ruhe-Potential (MRP). Um sie zu depolarisieren, genügt schon ein wesentlich kleinerer Reiz, als bei der gesunden Zelle. Sie neigt eher dazu, langanhaltende Erregungsimpulse auszusenden.

b) Bei der Anästhesie von krankem Gewebe entsteht wieder eine Hyperpolarisation, die die Zelle für die Dauer der Anästhesie unempfindlich macht.

c) Dabei passiert aber etwas wesentlich Neues: Während dieser Phase wird der Zellstoffwechsel so intensiviert, daß die Zelle versucht, alle Toxine und Stoffwechselschlacken in die umgebende Interzellularflüssigkeit abzuleiten.

d) Gelingt ihr das, fällt das MRP nicht bis zum Ausgangswert ab, sondern die Zelle stabilisiert sich auf einen Normalwert. Das heißt, sie wird wieder an die Information angeschlossen und kann ihre Funktion wieder aufnehmen. Damit hat sich gegenüber vorher sehr viel geändert. Die Zelle lernt mit jeder notwendig werdenden Wiederholung, ihr normales MRP selbst aufzubauen und stabil zu halten.

Das Geheimnis des Erfolges mit der Neuraltherapie ist das „Gewußt, wo!", die Injektion des Neuraltherapeutikums in reizgeschädigtes Gewebe mit reduziertem MRP. Das muß gesucht und gefunden werden.

Abb. 8

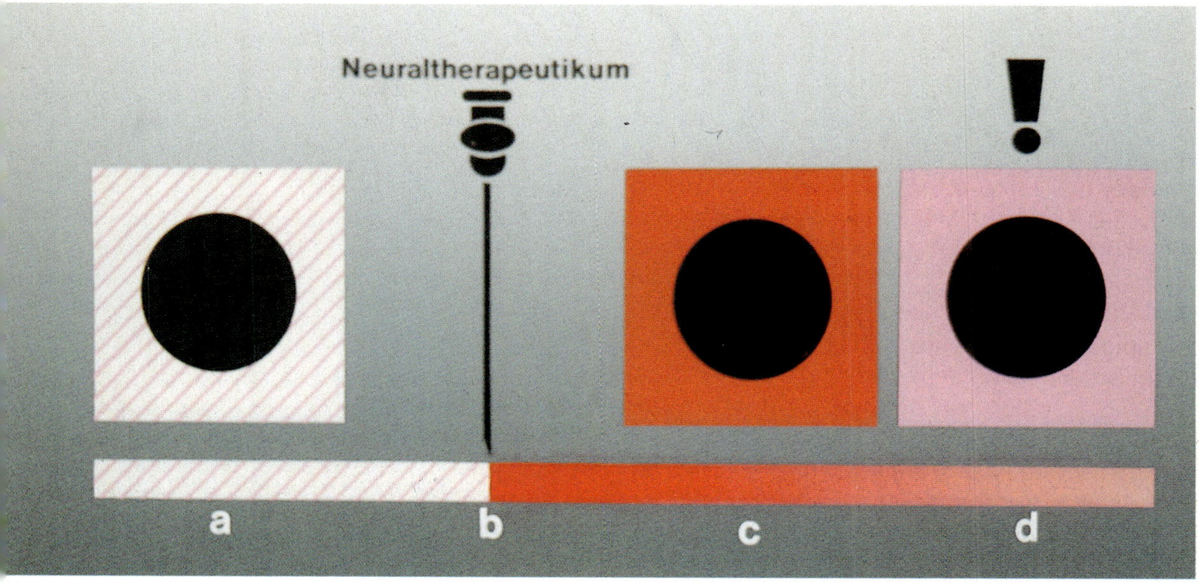

D) Die Praxis

a) Das Material

Für den Anfang benötigen wir außer den in jeder Praxis vorhandenen 2- und 5 ml-Einmalspritzen,

1 Zylinder-Ampullen-Spritze für den Zahntest und Injektionen in harte Narben und die dazugehörigen Zylinderampullen (z. B. Xyloneural).

Einmalkanülen der Größen 1, 2, 12, 14, 16 und 20 und längere Nadeln von 5—6, 8 und 10 cm Länge.

1 Hautschreibstift zum Anzeichnen der ertasteten Schmerzpunkte.

1 knöcherner Schädel und Atlas der topographischen Anatomie.

Evtl. ein Testgerät zum Messen des Hautwiderstandes (Akupunkturpunkte, Narbentest usw.), z. B. Neuralstift Svesa.

Für die Injektionen benötigen wir ein Neuraltherapeutikum, von denen das *Procain* (Novocain, Impletol) und *Lidocain* (Xylocain, Xyloneural, Lidocain „WELK"*) besonders besprochen werden.

Die Neuraltherapeutika

Wirksam ist auch bei Kombinationspräparaten besonders das Lokalanästhetikum. Nach Fleckenstein genügen zur Repolarisierung der reizgeschädigten Zellmembran schon geringe Mengen, die noch unterhalb der Anästhesie-Schwelle liegen! Nicht die Menge und Konzentration des Mittels spielen die entscheidende Rolle bei der Therapie, sondern immer der richtige Ort der Injektion, das „Gewußt, wo und wie!" Wir wählen die schwächste ausreichende Konzentration und nehmen immer nur geringe Mengen, weil der schwächste Reiz immer der wirkungsvollste ist.

* Pharma „WELK", D-8033 Krailling.

Alle Mengenangaben beziehen sich auf

1%iges Procain (Grenzwert 100 ml bzw. 2%iges Procain mit dem Grenzwert von 20—25 ml) bzw.

0,5%iges Lidocain (Grenzwert 100 ml bzw. 1%iges Lidocain oder Mepivacain mit Grenzwert 20 ml z. B. Xyloneural)

Das Procain

Bis in die fünfziger Jahre war das Procain *in der Chirurgie* weltweit *das* führende Lokalanästhetikum für alle Regional-Anästhesien und Nerven-„Blockaden". Die Pharmakologen wiesen folgende Wirkungen nach:

a) Es blockiert die Cholinesterase und die Acetylcholin-Bildung.

b) Es wirkt als Betablocker und dämpft alle durch Streß verursachten Reaktionen. So senkte es den Katecholaminspiegel (Adrenalin, Noradrenalin, Dopamin) im Blut.

c) Es besitzt ein hohes Redoxpotential von + 290 mV und verbessert die Zellatmung.

d) Es unterdrückt die Histaminbildung und wirkt antiallergisch, aber auch antiphlogistisch.

e) Es wirkt vegetativ ausgleichend, d. h. je nach Ausgangslage entweder anregend und tonussteigernd oder entspannend und tonusmindernd.

f) Durch Ausschalten der Schmerzrezeptoren wirkt es schmerzstillend mit zentralem und peripherem analgetischem Effekt. Mit dem Schmerz schwindet auch die reaktive Entzündung!

g) Durch Unterbinden pathogener Reflexe beseitigt es die Gewebslabilität.

h) Die Lokalanästhetika entfalten einen therapeutischen Effekt auf alle Komponenten des Kreislaufs: Auf das Herz, die Gefäße und das Blut. Ein Vorzug des Procains ist, daß es die Gefäße erweitert und die Kapillaren abdichtet!

i) Auf die glatte Muskulatur wirkt es spasmolytisch. So sensibilisiert es den Uterus gegenüber dem HHL-Hormon.

j) Es regt die Diurese an und hat einen wesentlichen Einfluß auf die Bildung und Ausschüttung der Hormone.

k) Auf die unspezifische Abwehr wurde eine aktivierende Wirkung objektiv nachgewiesen.

l) Das Allgemeinbefinden bessert sich, eine Leistungssteigerung ist objektivierbar. Die vegetativ ausgleichende und umstimmende Wirkung und die Normalisierung der Sensibilität und Trophik entwickeln offenbar auch einen Einfluß auf psychische Bereiche.

Zusammenfassend kann man sagen: Procain setzt nicht nur eine temporäre „Nervenblockade". An die richtigen Stellen gebracht bewirkt es einen komplexen Regulationseffekt und regelt und reaktiviert die Funktionen des vegetativen Grundsystems und des Neurovegetativums.

Ob die nachgewiesenen Wirkungen des Procains deckungsgleich auch auf alle nachfolgend genannten Lokalanästhetika mit Amidbindung übertragen werden können, ist noch nicht genügend untersucht. Wir verwenden das Procain zur Neuraltherapie nach Huneke meist in 1%iger Lösung ohne Zusätze (z. B. Vasokonstriktoren, die die Toxizität erheblich steigern). Die Grenzdosis von 100 ml davon ist eine Menge, die wir nie auch nur annähernd benötigen!

Procain wird überall im Organismus durch Esterasen innerhalb von 20—30 Minuten restlos abgebaut und belastet nicht die Leber. Bei Graviden gelangt es bei den von uns angegebenen Mengen und Konzentrationen nicht diaplazentar in den kindlichen Kreislauf. Es kann also bei Schwangeren und bei der Geburt unbedenklich eingesetzt werden. Lidocain passiert schnell die Plazenta-Schranke und muß intra partum gegeben in der kindlichen Leber abgebaut werden!

Das Lidocain und Mepivacain

Diese modernen amidstrukturierten Lokalanästhetika eignen sich für die Anästhesie vor Operationen besser als das Procain. Da sie in der Leber nur langsam entgiftet werden, hält ihre Wirkung 1—3 Stunden an. Ihr Diffusionsvermögen ist größer und das Allergierisiko ist (noch?) geringer. Der verzögerte Abbau ist in der ambulanten Praxis oft ein Nachteil. Das Lidocain (Xylocain) und Mepivacain (Scandicain, Meaverin) ist doppelt so toxisch, wie Procain und darf in der Huneke-Therapie nur in 0,5—1%iger Lösung verwendet werden. Grenzdosis: 0,5%ig bis 100 ml, 1%ig nur bis 20 ml.

Die Anästhesisten verwenden die ihnen vertrauten Lokalanästhetika auch zur Segmenttherapie, allerdings meist unter der Bezeichnung „Therapeutische Lokalanästhesie".

> Merke: Immer nur geringe Mengen Lidocain bzw. Procain, möglichst wenige, gut lokalisierte Einstiche. Die geringste Dosis und Konzentration, die gerade ausreicht, ist die wirkungsvollste und für den Patienten ungefährlichste!

Behandlungsintervalle

In akuten Fällen kann bei nachlassender Wirkung (Procain 20—30 Minuten, Lidocain 1—3 Stunden) nachinjiziert werden, sonst reicht einmal täglich in der Regel aus. Bei chronischen Krankheiten in Abständen von etwa einmal wöchentlich, später erst dann, wenn die alten Beschwerden wieder auftreten.

Kontraindikationen: AV-Block, Bradykardie, Störungen der Blutgerinnung, bei Lidocain auch Hepatopathien.

Der Allergietest

Die Gefahr einer Paragruppen-Allergie gegen Para-amino-benzoesäure (PAB), einem Spaltprodukt des Procains, ist viel seltener, als allgemein angenommen, weil sie von den Gegnern hochgespielt wird! Und wenn, handelt es sich fast nur um Hautallergien. Auch das für die Durchstichflaschen vorgeschriebene Bakteriostatikum Paraben kann eine Allergie auslösen. Eine Paragruppen-Allergie im Allergiepaß sollte uns also zur Vorsicht mahnen: Bei erwiesener Procain-Allergie verwenden wir nur 0,5%ige Lidocain-Lösungen aus Ampullen ohne Parabenzusatz.

Es gibt zwei für die Praxis ausreichende Schnelltests, die uns über die Procain-Verträglichkeit Auskunft geben können:

1. Der Konjunktival-Test: Wir ziehen das Unterlid des Patienten etwas herunter und lassen von der Seite einen Tropfen unserer Lösung in den Konjunktivalsack tropfen. Bei Allergie rötet sich seine Bindehaut innerhalb einer Minute.

2. Der Intrakutan-Test: Eine Intrakutan-Quaddel wird auf die Beugeseite des Unterarms gesetzt, in einigem Abstand zum Vergleich eine zweite mit physiologischer Kochsalzlösung. Wenn sich die Procain-Quaddel nach 10—15 Minuten deutlich rötet, muß eine Allergie angenommen werden.

b) Die Untersuchung

Die Anamnese: Eine Neuraltherapie ohne genaue Berücksichtigung der Anamnese wird immer nur eine halbe Sache bleiben, wenn wir kausalwirksam und nicht nur symptomatisch behandeln wollen! Wenn jede Stelle des Körpers zu einem pathogenen Störfeld werden kann, müssen wir alles aus der Vorgeschichte berücksichtigen und erfragen: Alle Krankheiten, Infektionen, Eiterungen und Entzündungen, Operationen, Entbindungen, Verletzungen, Verwundungen, Fremdkörper und Implantate, Geschlechtskrankheiten usw. usw.

„Mehrere Faktoren zusammen machen ein Krankheitsbild, mindestens aber zwei." (Siegmund)

Ich stelle beim Erheben der Anamnese immer 3 Fragen, die oft über den vorbereitenden Erstschlag, den krankheitsauslösenden Zweitschlag und den Sitz eines Störfeldes Auskunft geben:

1. Welche Vorkrankheit war die schwerste Ihres Lebens, die Sie am meisten und am längsten mitgenommen hat, nach der es zu einem Leistungsknick kam?

2. Welche Krankheit, Verletzung, Operation und dergleichen war die letzte vor Ausbruch des jetzigen Leidens, das Sie zu mir führt?

3. Treten bei starker physischer oder psychischer Belastung, aber evtl. auch schon bei Wetterwechsel, Föhn, Fieber oder bei der Periode an bestimmten Stellen (bei sinkender Reizschwelle!) „rheumatische" Beschwerden auf? Juckt eine Narbe gelegentlich oder meldet sich ein Zahn oder der Wurmfortsatz?

Bevor wir zur Spritze greifen, muß neben der gezielten gründlichen Anamnese immer auch die übliche exakte Diagnostik eingesetzt werden. Sie darf auch vor Anwendung der Neuraltherapie nie vernachlässigt werden. Denn wir müssen alle für unsere Therapie ungeeigneten Fälle vorher aussortieren. Besonders wichtig ist bei uns die Ergänzung mit der Inspektion und Palpation.

Neuraltherapie bedeutet Ganzheitstherapie, diese setzt eine Ganzheitsdiagnostik voraus, die uns auf die Punkte führt, wo unsere Injektionen am sinnvollsten anzusetzen sind. Gute anatomische Kenntnisse, Beherrschen der Techniken, Erfahrung, Fingerspitzengefühl im wörtlichen wie übertragenen Sinne sind neben der Liebe zum Nächsten und der erforderlichen Geduld Voraussetzungen für den Erfolg!

Inspektion: Wir suchen minderdurchblutete und dystrophische Bezirke mit Haarausfall, Erytheme, Dermographismus, umschriebene Schweißbildung, Gänsehaut usw., vor allem alle vorhandenen Narben und fragen auch nach Knochennarben.

Palpation: Mit den ganz leicht flach aufgelegten Handflächen kann man bei einiger Übung im Vergleich zwischen beiden Körperhälften Temperaturunterschiede erfühlen, die diagnostische Hinweise auf die periphere Durchblutung geben können.

Die Prüfung der Verschiebbarkeit der eingeölten Haut erfolgt erst so zart mit den Fingerkuppen, daß sich die Haut noch nicht aufwölbt. Wir können so pathologisch erhöhte Gewebsspannungen reflektorisch veränderter Segmentzonen im Unterhautgewebe finden, die wir dann behandeln müssen. Um sie besser orten zu können, müssen wir anschließend einen etwas stärkeren Druck ausüben. Dazu schieben wir unsere Fingerkuppen von kaudal nach kranial fortschreitend so über die Haut, daß die Kutis sich gerade als 2—3 cm dicke Welle vor den Fingerspitzen herschieben läßt. In pathologisch verändertem Segmentgewebe verschwindet die Hautfalte! Wir markieren uns mit einem Hautschreibstift die Zonen, wo man das Gefühl hat, die Haut würde von innen festgehalten. Sie sind für uns so wichtig, weil Regulationsstörungen innerer Organe so für uns über viszero-kutane Reflexwege faßbar werden!

Wenn sofort schmerzhaft palpiert wird, kommt es reflektorisch schlagartig zu Verspannungen, die jedes weitere Fühlen und Tasten nutzlos machen.

Im Lumbalbereich heben wir eine Hautfalte zwischen Daumen und Zeigefinger ab und lassen sie nach kranial durch die Finger rollen. Wo die „Kiblerfalte“ nicht mehr abzurollen geht, ist wieder unsere Ansatzstelle für Quaddeln und tiefere Injektionen und Infiltrationen. Wir untersuchen prinzipiell immer die Vorder- und Rückseite der Patienten in dieser Art. Auch die Bauchdecken lassen sich so mit einer abrollenden Falte untersuchen. Wir finden dabei nicht selten Schmerzpunkte, die wir dann mit präperitonealen Injektionen behandeln.

Wir wissen, daß alle Krankheiten im Abdomen und Thorax, die mit Schmerzen und Entzündungen einhergehen, über den Nervus phrenicus in das Gebiet C 3—C 4, also Hals, Nacken und Schultern projiziert werden. Wir können eine Art Seitendiagnostik treiben, indem wir die Trapezius-Muskulatur über beiden Schultern zwischen beiden Händen drücken und dabei die Stärke, den Grad der Verspannung und den Sitz von Gelosen tasten und beide Seiten miteinander vergleichen!

Durch Beklopfen der Dornfortsätze kann man oft die Lage der Störungen der Höhe nach finden, wenn die entsprechenden Fortsätze klopfempfindlich sind. Man kann so die dem zugehörigen Segment zugeordneten Organe ermitteln und in dieser Richtung weiterfahnden.

Uns sind alle schmerzhaft veränderten Gewebsschichten zugänglich. Hier zum Beispiel mit präperiostalen Injektionen an den Dornfortsatz und die benachbarten kleinen Wirbelgelenke, von denen pseudoradikuläre Schmerzen fortgeleitet sein können. Wenn das nicht genügt, stehen dem Fortgeschrittenen Injektionen an den Grenzstrang und dessen Ganglien zur Verfügung.

c) Die Behandlung und ihre Techniken

Vor jeder Injektion muß sich der Therapeut über folgende vier Punkte klar sein:

1. Einstichpunkt,
2. Einstichrichtung,
3. Einstichtiefe und:
4. Was ist sonst noch zu beachten, um Zwischenfälle zu vermeiden?

Von der Segmenttherapie erwarten wir nur eine wesentliche Besserung der Beschwerden, die sich bei jeder Wiederholung steigern muß. Zeigt eine Segmentbehandlung keine oder nur kurze Besserung, deren Erfolg sich bei der Wiederholung nicht befriedigend steigern läßt, ist jede weitere Behandlung an diesen Stellen vorerst aussichtslos und daher abzubrechen.

Versagen alle Segmentinjektionen und andere Maßnahmen wie Operationen, heißt es immer: Nun suche nach einem auslösenden Störfeld außerhalb der segmentalen Ordnung!

Über alle Injektionen in ihrer Reihenfolge und deren Ergebnis ist peinlich genau Buch zu führen, sonst verliert man die Übersicht.

Die Intrakutan-Quaddel

Die Quaddeltherapie ist sicher die bekannteste und am meisten praktizierte neuraltherapeutische Technik. Sie kann viel, denn sie hat eine unwahrscheinliche Breiten- und Tiefenwirkung, ist aber meist nur der Beginn unserer Therapie. Wer sich mit dem damit Erreichbaren begnügt, verzichtet mit den komplizierteren Techniken auch auf größere Erfolge. Keiner fährt sein Auto nur im ersten Gang!

90% der vegetativen Nervensubstanz befinden sich in der Haut! Ihr Reichtum an sensiblen und vegetativen Nervenendigungen und Rezeptoren (Meßfühler) räumt ihr eine Sonderstellung ein, die wir bei der Segmentbehandlung optimal nutzen. Durch die Anästhesiequaddel werden die Schmerzrezeptoren ausgeschaltet, die alle überschwelligen mechanischen, thermischen und chemischen Reize in elektrische Signale umwandeln. So kann die Schmerzinformation auf dem Weg über das Hinterhorn und Gate-Control-System zur Zentrale erst unterbunden und dann reduziert werden.

Die Nervenfasern haben in der Nähe ihr Endaufzweigungen keine Nervenscheiden. Dadurch kann das Neuraltherapeutikum direkt auf sie einwirken. Wir können mit der Quaddel das Milieu und die vegetative Funktion umstimmen und festgefahrene pathogene Reflexe löschen. Durch Vermaschung der Regelkreise und -systeme können darüber hinaus alle angeschlossenen Substrate und Gewebe angesprochen werden. Die dabei genutzten kuti-viszeralen Reflexwege über die organzuständigen Dermatome erklären außerdem ihre weitreichende Wirkung.

Die Intrakutan-Quaddel und tiefergehende Injektionen

Zur Technik: Die Quaddel soll streng intrakutan sitzen, die subkutane Injektion wirkt wesentlich schwächer. Man sticht die feine Nadel (Nr. 20) fast parallel zur Haut ein, bis die nach oben sehende Kanülenöffnung gerade unter der Epidermis im Korium verschwindet. Nun bildet sich auf Stempeldruck eine insektenstichähnliche blasse, umschriebene Schwellung, deren Oberfläche an eine Apfelsinenhaut erinnert. Diese Schwellung bezeichnen wir als Quaddel.

Wer lernt, die Haut und das Unterhautgewebe gut zu palpieren und sich auf pathologisch verändertes Gewebe und Schmerzpunkte konzentriert, wird die besten Erfolge haben.

Narben testen und entstören wir bei Störfeldwirkung, indem wir in sie oberflächlich etwa konfluierende Quaddeln setzen. Alle Narben sind möglichst in einer Sitzung zu behandeln, weil sie ein gemeinsames Störfeld bilden können. Kopfnarben sind dabei besonders wichtig. Wenn sie am Knochen festsitzen, müssen sie bis präperiostal infiltriert werden, Operationsnarben im Bauchbereich auch bis präperitoneal.

Wir gehen durch die Quaddel senkrecht infiltrierend in die Tiefe auch in ertastete Gelosen, Hartspann-Muskulatur, an druckempfindliches Periost, Bänder und Sehnenansätze usw. Dazu nehmen wir eine Kanüle, die der Tiefe des schmerz-

Abb. 9: Die Intrakutan-Quaddel und die tiefergehende Injektion

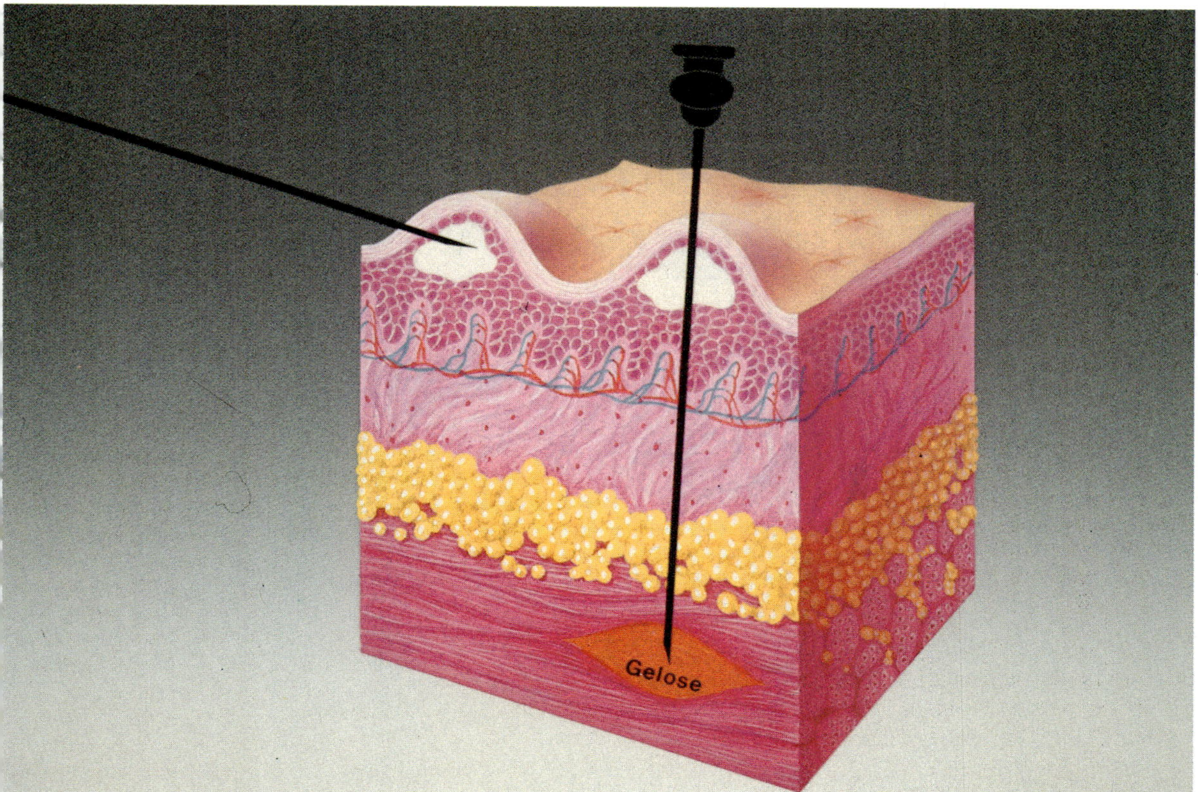

haften Gewebes entspricht: 3—6 cm lang und geben 0,3—0,5 ml pro Injektion. Mit dem Schmerz löschen wir die reaktive Entzündung und dadurch ausgelöste Durchblutungsstörungen mit ihren Folgen.

Die intravenöse Injektion

Die Injektion von nur einem Milliliter 1%iger Procain- bzw. 0,5—1%iger Lidocain-Lösung und wenigen Tropfen paravenös ist bei allen Erkrankungen im Kopf-, Hals- und Thoraxbereich (in Verbindung mit anderen Injektionen) und bei einer großen Anzahl anderer Krankheiten als vegetativ umstimmende Basisbehandlung einzusetzen.

Die intravasal injizierten und enteral resorbierten Lokalanästhetika gelangen über die Blutbahn zu inneren und äußeren sensiblen Organ- und Gewebsrezeptoren und desensibilisieren sie, das heißt, sie dämpfen deren Erregbarkeit. Diese „Endoanästhesie" wirkt beispielsweise auf die Rezeptoren des Karotis-Sinus und des Herzens und hemmt die Reizbildung und -leitung im Herzmuskel. Aber auch die viszeralen Rezeptoren am Magen-, Darm- und Urogenital-System können von uns so erreicht werden. Dabei werden also nicht nur vasomotorische Fehlschaltungen, sondern zweifellos auch übergeordnete zentrale Schaltstellen regulierend mitbeeinflußt.

Material: Nadel Nr. 12, Menge: Nur 1 ml (ohne Zusätze!) intravenös, dazu immer vor dem Herausziehen der Nadel noch einige Tropfen paravenös, um auch das paravasale vegetative Nervengeflecht mitzuerfassen.

Nebenerscheinungen: Bei den von uns empfohlenen kleinen Mengen und Konzentrationen sind sie enorm selten. Je nach der vegetativen Ausgangslage kann ein leichter Schwindel, Blässe, Zittern oder ein Schweißausbruch auftreten. Das ist harmlos und vergeht bei Flachlagerung in wenigen Minuten. Bei größeren Mengen sind Nebenwirkungen abhängig von der Verträglichkeit (Allergie) und Toxizität der Lösung (Procain: Lidocain = 1 : 2), der injizierten Menge, der Konzentration, den Beimengungen (keine Vasokonstriktoren!), der Schnelligkeit der Injektion und der Resorption (besonders intravasal und im Kopfbereich).

Einige Krankheiten und ihre Behandlung

Wir kommen zur Behandlung einiger Krankheiten, die in der täglichen Praxis häufig vorkommen, oft medikamentös schwer beeinflußbar sind und von uns mit einfachen, praktisch risikoarmen Injektionstechniken erfolgreich behandelt werden können. Mit ihnen kann sich auch der unerfahrene Arzt Erfahrungen und dankbare Patienten sammeln.

Aller Anfang ist schwer! Aber anfangen muß man einmal. Also fangen Sie an!

Ein alter Reiterspruch sagt:
„Wirf Dein Herz über das Hindernis und springe ihm nach!“

1. Kopfschmerzen und Migräne

Dezimieren Sie zuerst einmal das Gros Ihrer an Kopfschmerzen und Migräne leidenden Patienten. Die übliche, immer notwendige Diagnostik muß vorher einen Hirntumor, Nebenhöhlen-Erkrankungen u. dgl. ausgeschlossen haben.

Geben Sie als Basisbehandlung:
1 ml Procain oder Lidocain intravenös in die Kubitalvene und einige Tropfen paravenös auf der Seite der stärkeren Schmerzen oder abwechselnd links und rechts, wenn sie beiderseits auftreten.

Wir lassen uns vom Patienten zeigen, wo er den Schmerz verspürt und tasten den Schädel gründlich ab, um seine Schmerzpunkte genau lokalisieren zu können. Wir finden sie häufig an den Nervenaustrittspunkten der Nervi supraorbit. lat., an den Schläfen über der Mitte des Jochbogens und am Hinterkopf am Austritt der Nervi occipitales maj. Dann injizieren wir mit dünner Kanüle Nr. 20 präperiostal mit 0,2—0,5 ml unter die Kopfschwarte die gefundenen Punkte am Schädel und in der Schläfen- oder Scheitelbeingegend: Ubi dolor, ibi injectio.

Bei Stirnkopfschmerzen und Migräne müssen wir auch an die Austrittspunkte des N. supraorbitalis lat. injizieren. Man tastet sie leicht in der Kerbe am oberen Orbitarand. Der Nerv ist der Endausläufer des 1. Trigeminusastes und versorgt sensibel das Oberlid und die Stirn. Nadel Nr. 20, Menge je 0,5 ml.

Bei Hinterkopfschmerzen spritzen wir an die Nn. occipitalis maj. Sie versorgen die Haut bis zur Scheitelhöhe, seitwärts bis zu den Schläfen und bis hinter die Ohren. Wir finden die Austrittspunkte 2—4 cm von der Mittellinie des Hinterkopfes entfernt medial der leicht tastbaren A. occipitalis. Sie sind bei Okzipitalneuralgien und bei Erkrankungen der Nasen-Nebenhöhlen druckempfindlich. Auch hier wieder kurze, dünne Nadel und je 0,5 ml pro Einstich. Anschließend verteilen wir das Lokalanästhetikum mit einer kurzen kreisförmigen Massage.

Bei Frauen tritt die Migräne oft einige Tage vor der Periode auf. Dann injizieren wir, wenn die angegebenen Injektionen nicht ausreichen, auch in den gynäkologischen Raum und bei vegetativer Übererregbarkeit zusätzlich in die Schilddrüse.

Die einfachen Injektionen intra- und paravenös und unter die Kopfschwarte im Schläfengebiet helfen oft überraschend gut auch bei:

Schlaflosigkeit,
Schwindel,
Hirn-Arteriosklerose,
zerebralen Durchblutungsstörungen,
Commotio- und Contusio cerebri-Folgen,
Apoplexie-Folgen und
posttraumatischer Jackson-Epilepsie (in Verbindung mit Narbenunterspritzung bis zum Periost).

Abb. 10

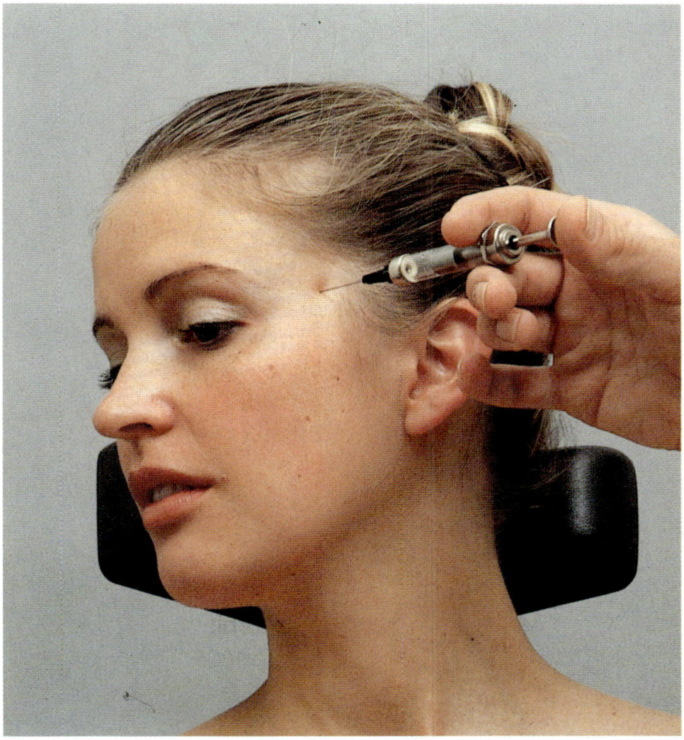

Abb. 11

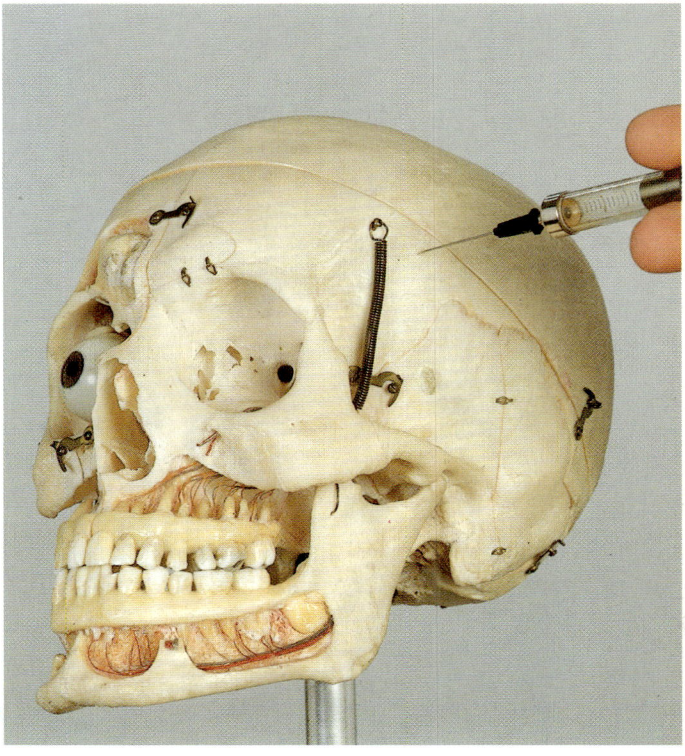

Bei Kopfschmerzen oder Migräne: Die Injektion in die Schläfengegend

2. Trigeminusneuralgie

Neben der intra- und paravenösen Basisbehandlung gehen wir hier an die beteiligten Endausläufer der Trigeminusäste:

a) N. supraorbitalis, der eben besprochen wurde, und/oder

b) N. infraorbitalis, den Endast des 2. Trigeminusastes (N. maxillaris). Er versorgt sensibel die Zähne und das Zahnfleisch des Oberkiefers, das Unterlid, Nase, Wange und Oberlippe.

   Wenn wir den unteren Orbitarand mit der Fingerkuppe vom inneren Augenwinkel nach unten entlangfahren, geht es zuerst glatt. Bevor die Biegung einsetzt, fühlt man eine Rauhigkeit. 7 mm kaudal davon ist das Foramen infraorbitale, an das wir 0,5—1,0 ml injizieren. Wir kommen an dieselbe Stelle, wenn wir die Oberlippe abheben und durch die Umschlagfalte oberhalb des Prämolaren einstechen. Man kann durch die Haut das Vordringen der Nadel fühlen und sie an das Foramen führen.

c) Der N. mentalis tritt durch das Foramen mentale zu Tage und versorgt Kinn und Unterlippe. Den Einstichpunkt finden wir unterhalb des unteren Prämolaren in der Mitte zwischen Alveolarrand und Unterkiefer-Unterrand. Das Foramen zeigt nach unten seitlich und wird aus dieser Richtung durch die Haut oder Unterlippen-Schleimhaut angegangen. Nadel Nr. 20, 0,5—1 ml.

Alle 3 Nervenaustrittspunkte liegen in einer Senkrechten untereinander.

Der Fortgeschrittene kennt noch eine Reihe weiterer Segment-Injektionen im Kopfbereich, von denen jede einzelne (oder die Kombination mehrerer) die einzig richtige für den vorliegenden Fall sein kann: Die häufig vorhandenen Triggerpunkte sind zu berücksichtigen, die Ganglia stellatum, pterygopalatinum, ciliare und Injektionen in den N. mandibularis in der Nähe des Foramen ovale an der Schädelbasis. Auch Injektionen in die Rachenmandel, an die A. carotis, vertebralis oder temporalis superfic. können uns weiterhelfen und noch andere mehr.

Wenn alle Bemühungen im Segment vergeblich waren, heißt es auch hier wieder: Suche das Störfeld.

Eine Sammelstatistik von 25 erfahrenen Neuraltherapeuten aus dem Jahr 1971, die 639 Patienten umfaßt, darunter 121 vergeblich Voroperierte, zeigt, was die gekonnte Neuraltherapie nach Huneke bei diesem sonst therapeutisch so unbefriedigenden Krankheitsbild für Erfolge aufweist:

Es gab 34% Heilungen,
37% wesentliche Besserungen,
14% Besserungen und nur
15% Versager.

Bei 42% der Fälle fand sich ein Störfeld als Ursache oder als komplizierend mitbeteiligt, dabei fungierten als Störfelder:

25% Narben, 23% Zähne, 22% Tonsillen, 11% der gynäkologische Raum, 6% Organe (Gallenblase, Ohren), 4% Nasen-Nebenhöhlen, 4% Wirbelsäule (HWS), 4% Herpes zoster und 1% die Prostata.

Abb. 12

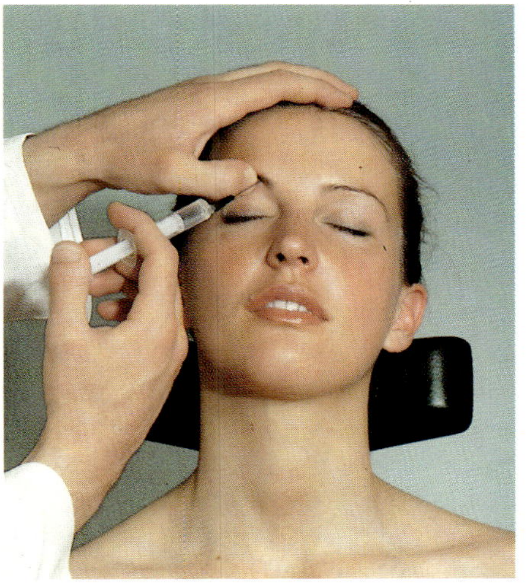

Bei Migräne oder Stirnkopfschmerz: Die Injektion an den Nervenaustrittspunkt des N. supraorbitalis, einem Endausläufer des 1. Trigeminus-Astes.

Abb. 13

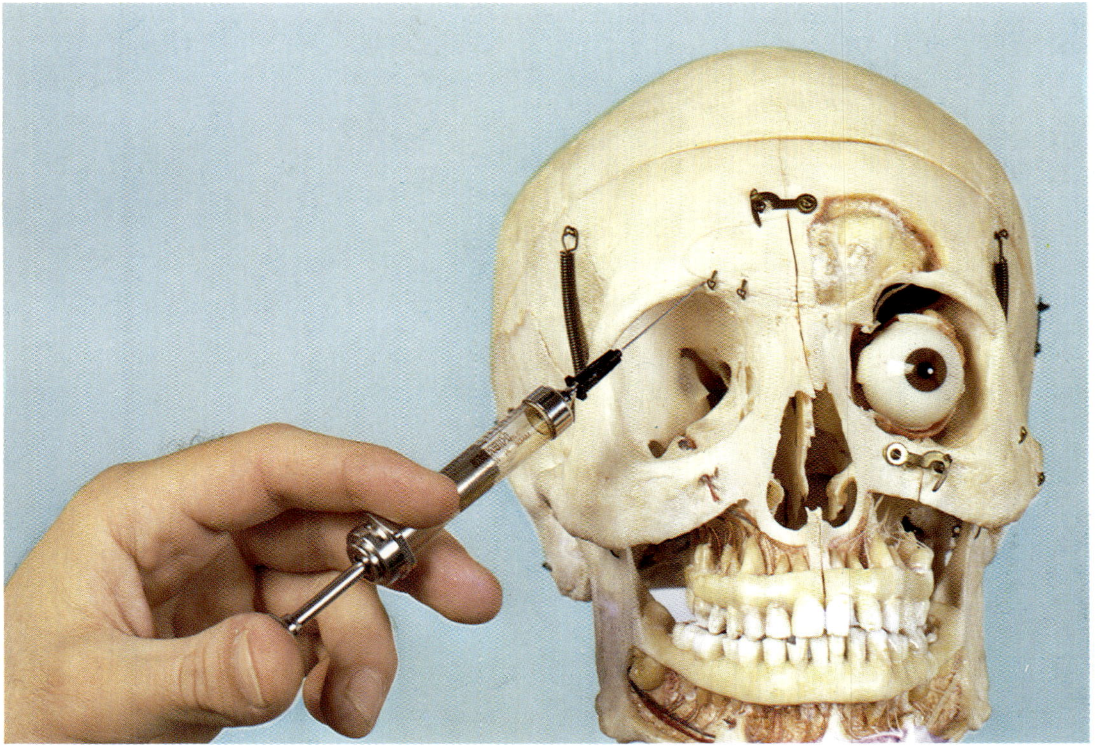

3. Ohrenerkrankungen

Dem Anfänger empfehle ich, weitere Erfahrungen bei Ohrenerkrankungen zu sammeln.

So bei der akuten und chronischen Otitis media, Otitis externa, Ohrgeräuschen, vestibulärem Schwindel und der Innenohr-Schwerhörigkeit. Das Cholesteatom behandeln wir nicht!

Als Basisbehandlung wieder die umstimmende, schmerzstillende, fiebersenkende und entzündungshemmende intra- und paravenöse Injektion von 1 ml in die Kubitalvene der kranken Seite. Dann klappen wir das Ohrläppchen nach oben um, setzen eine Quaddel über dem Processus mastoideus und gehen durch sie hindurch bis präperiostal an den Warzenfortsatz und mit einigen Teilstrichen auch davor und dahinter, um auch den N. auricularis magnus und N. occipitalis mit zu erfassen. Von der Akupunktur übernahmen wir den Punkt „Tor des Ohres“ (3E22), in den wir 3 mm tief 0,3 ml injizieren. Er liegt in dem Grübchen zwischen Tragus und oberem Ohrmuschelansatz. Nadel Nr. 20, Menge 0,5—1,0 ml pro Injektion.

Ein stürmischer reinigender Katarrh kann die Folge bei alten Mittelohreiterungen sein, der dann die endgültige Heilung einleitet.

Dieselben Injektionen setzen wir bei der Störfeldsuche ein, wenn ein Patient Ohrenleiden oder -operationen in der Vorgeschichte angibt. Da an die 70% aller Kleinkinder schon im 1. Lebensjahr eine Otitis media durchmachen, müssen die Angaben der Patienten nicht immer zuverlässig sein. Im Zweifelsfall setzen wir diese ebenso einfachen wie ungefährlichen Injektionen immer ein.

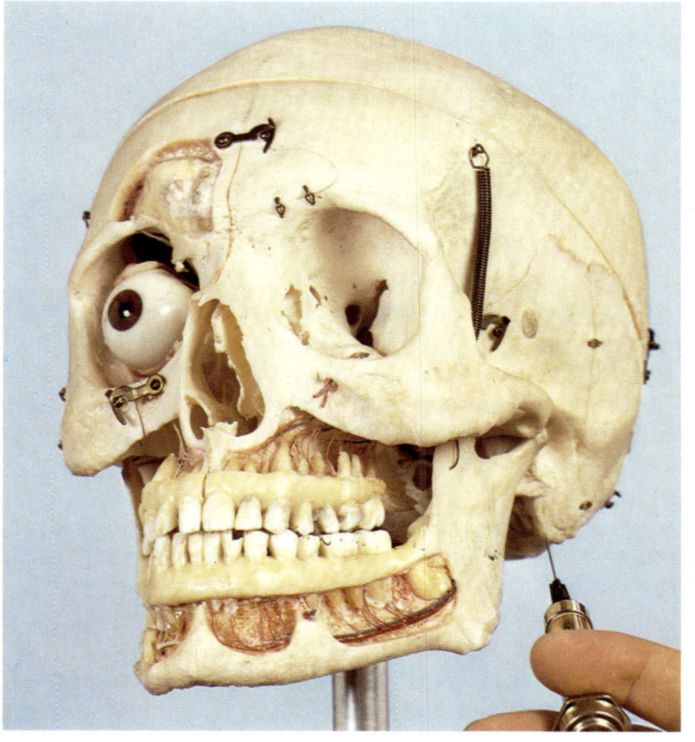

Abb. 14: Orientierung am knöchernen Schädel

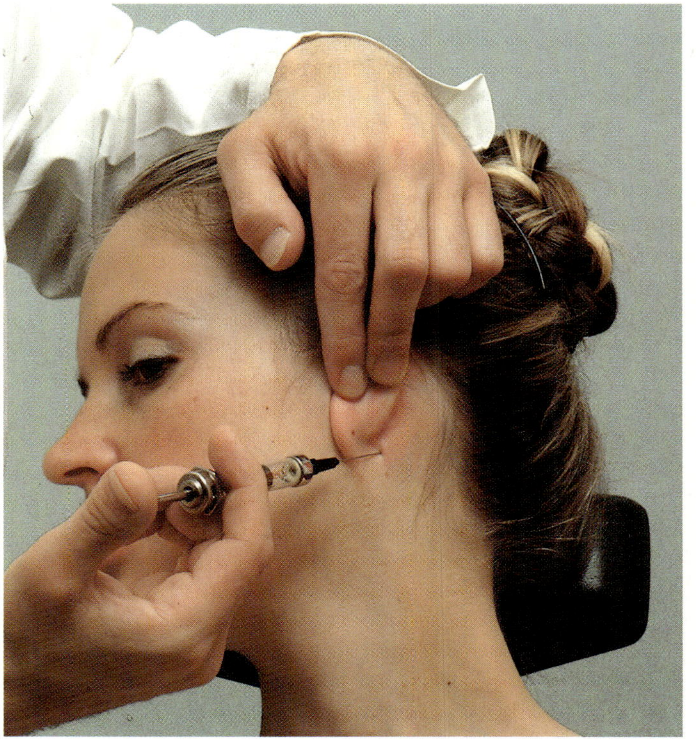

Abb. 15: Die Injektion an den Proc. mastoideus

4. „Rheumatische“ Erkrankungen

Rheumatismus ist keine echte Diagnose, die uns auf die Ursache der Krankheit führt, sondern ein Symptom für das Versagen der neurohumoralen, also auch hormonalen vegetativen Regulation.

a) Der Muskelrheumatismus

Es ist immer falsch, sofort mit der Spritze auf den Patienten loszugehen. Nur die Anamnese, Inspektion und Palpation (die Untersuchung mit der Hand) können uns zu den individuell richtigen Injektionspunkten führen!

Wir gehen auch hier wieder durch die Quaddel bis in ertastete Gelosen, Muskelhärten, Myalgien und in alles schmerzhaft verändertes Gewebe wie an das Periost, an Bänder und Sehnenansätze, Gefäße und Nerven.

Wenn wir das gewissenhaft tun, unterbrechen wir pathogene Reflexe, verbessern die Durchblutung und beseitigen reaktive Entzündungen, die dann mit den Schmerzen abklingen. Weitere Möglichkeiten der Gelenkbehandlungen im nächsten Kapitel.

b) Der Gelenkrheumatismus

Wenn ein Leiden autonom, das heißt von der auslösenden Ursache unabhängig und selbständig und/oder das Regulationssystem reaktionsstarr geworden ist, bleibt uns oft nur die Möglichkeit einer symptomatischen Segmenttherapie am Ort des Funktionsausfalles. Die Quaddeltherapie ist dabei unsere zuverlässigste Waffe.

Daneben versuchen wir, die Reaktionslage des Organismus mit Umstimmungsverfahren (Ableitung über die Haut, Darm und Nieren, Hautreizverfahren, Eigenblut- und Elpimed-Injektionen, Aderlässen, Ernährungsumstellung usw.) zu verbessern.

Je eher der Patient zu uns kommt, bevor Kortikosteroide, Antirheumatika, Antibiotika, Antiphlogistika und andere Regulationsblocker ihn reaktionsstarr gemacht haben, desto besser werden wir ihm helfen können. Dann ist auch das Störfeld leichter zu testen und auszuschalten (Zähne, Nasen-Nebenhöhlen, Tonsillen oder Tonsillektomienarben, Narben und Fremdkörper aller Art usw.).

Bei verdickten und deformierten Fingergelenken wird uns der Patient meist nach einer Quaddelserie auf der Dorsalseite über den Grund und Mittelgelenken dankbar eine Verringerung der Schmerzen bei besserer Beweglichkeit angeben.

Abb. 16: Behandlung deformierter Finger mit der Zylinderampullenspritze

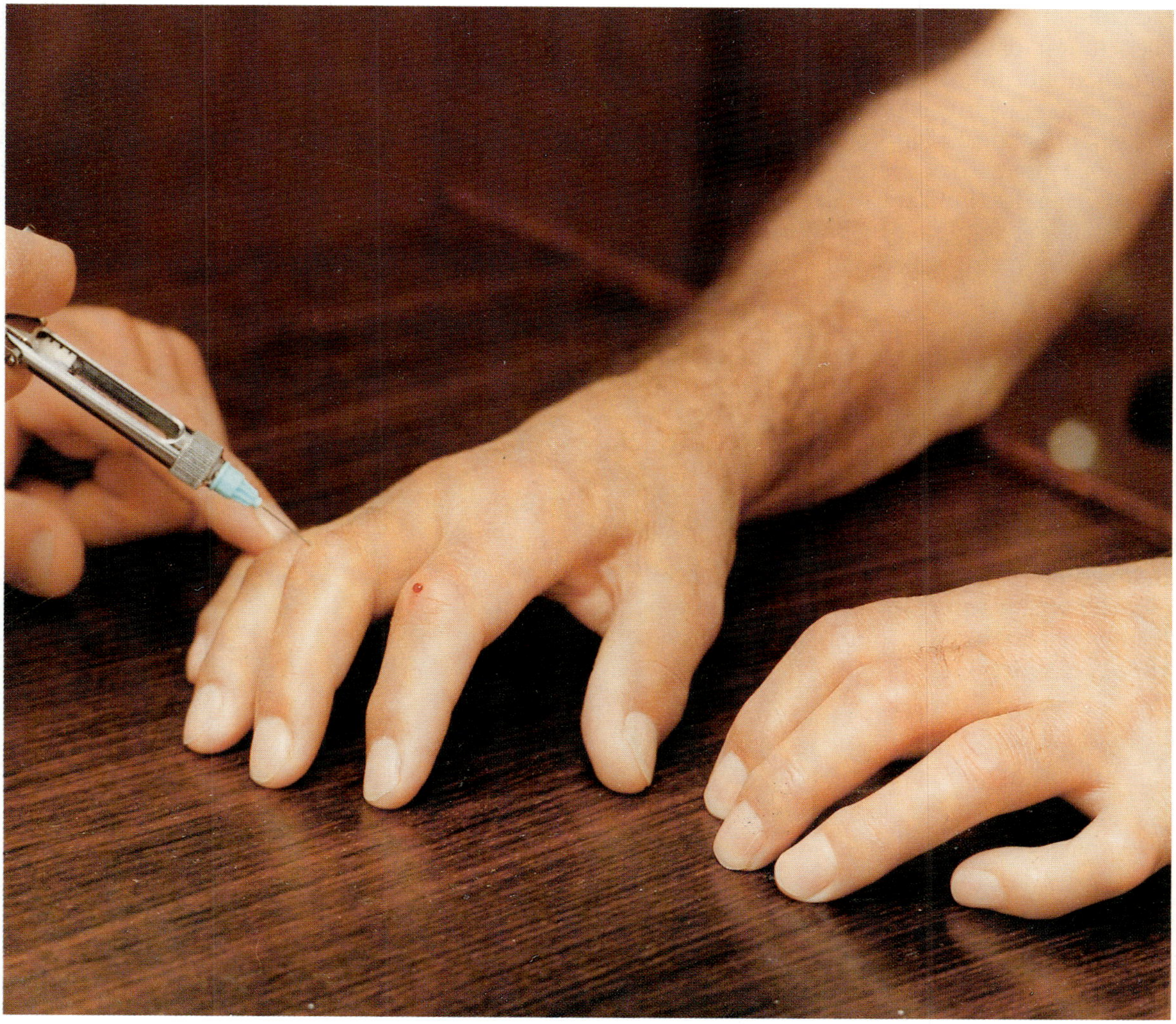

c) Lumbago

Hier können einige gutsitzende Quaddeln über dem klopfempfindlichen Kreuzbein und dem Iliosakralgelenk und der unteren Lendenwirbelsäule die Schmerzen und damit die Beweglichkeit deutlich bessern und nach einigen Wiederholungen in Abständen von 1—3 Tagen verschwinden lassen. Bei zu vielen Schmerzpunkten konzentrieren wir uns zuerst auf die Maximalpunkte.

Natürlich gehen wir auch hier wieder durch die Quaddeln in die verspannte, druckempfindliche Muskulatur und an das klopfempfindliche Periost. Nicht unter das Periost, weil die nervenreiche Knochenhaut dann mit verstärkten Schmerzen für 2—3 Tage antwortet. Darum ziehen wir die Nadel bei Knochenberührung immer vor der Injektion erst um 1 mm zurück. Bei zu brüskem Vorgehen könnte sich die Nadelspitze umbiegen und einen Widerhaken bilden, der beim Zurückziehen u. U. Nervengewebe zerreißen könnte.

Reicht das noch nicht aus, sind auch Injektionen in das Iliosakralgelenk angezeigt: Dazu benötigen wir eine 6 cm lange Nadel und 5 ml Lösung. Wir stechen durch Quaddeln etwa 3 Querfinger neben dem Dornfortsatz S 1 ein und gehen im Winkel von 45 Grad zur Haut nach ventral-lateral vor, bis wir in etwa 3 cm Tiefe in das Gelenk gelangen.

Beim dorsalen Bandscheibenvorfall (L 5 oder S 1) gibt der weiter fortgeschrittene Neuraltherapeut noch Injektionen an die verursachenden Ischiadikus-Wurzeln.

Abb. 17: Kreuzbein-Quaddeln bei Lumbago

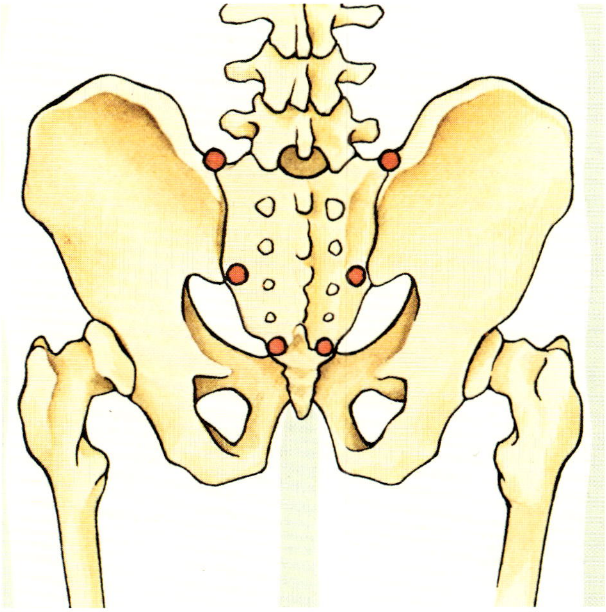

Abb. 18: Die Injektion ins Iliosakralgelenk

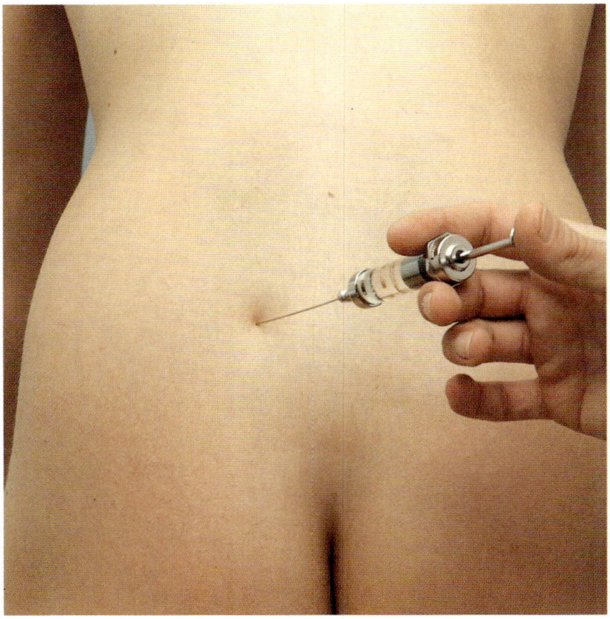

5. Gelenkerkrankungen

a) Arthritis und Arthrose

Die Aufgabe der Arthrosisbehandlung besteht hauptsächlich darin, die Durchblutung der Gelenkkapsel und des umgebenden Gewebes zu verbessern, weil das Gelenk ja durch Diffusion ernährt wird. Neben der Schmerzstillung bewirken unsere Injektionen eine Reaktivierung der Kapillartätigkeit und Normotonisierung der terminalen Strombahn und damit eine verbesserte Trophik.

Bei der Arthritis werden unsere Quaddeln und Injektionen in hyperalgetische Punkte neben den Schmerzen auch die Entzündung bessern.

Bei Gelenkerkrankungen im Bereich der oberen Extremitäten wie Schultergelenk mit Akromio- und Sterno-Klavikulargelenken, Ellenbogen-, Hand- und Fingergelenken geben wir neben der intravenösen Injektion auf der kranken Seite Quaddeln über den Gelenken und Schmerzpunkten und infiltrieren durch sie in die Tiefe, bis der Patient Schmerzen angibt. Die Punkte liegen meist am Kapsel-Bandapparat, in der Muskulatur und am Periost. Wenn wir so gründlich vorgehen, werden wir meist auf intraartikuläre Injektionen verzichten können. Material: Kanüle bis 4 cm lang und dünn, Menge pro Quaddel 0,2 ml, zur Infiltration 2—5 ml.

b) Schultergelenk

Bei Erkrankungen des Schultergelenkes wie der Periarthritis humero-scapularis, Schultersteife oder posttraumatischen Schmerzen geben wir zuerst wieder eine intravenöse Injektion in die Kubitalvene der kranken Seite und neben sie. Dann Quaddeln über allen Punkten, die der Kranke angibt und die bei der Palpation schmerzhaft sind. Genügt das nicht, injizieren wir in das Gelenk, das leicht von vorn, von der Achselhöhle aus und von hinten zugänglich ist.

Wir ertasten uns medial vom Humeruskopf und lateral vom Proc. coracoideus unseren Einstichpunkt und setzen dort eine Quaddel. Die Hautdesinfektion vor Gelenkinjektionen ist Vorschrift! Kurzer Einstich durch die Quaddel mit 2—3 cm langer Nadel und Vorgehen bis zum Gelenkspalt. Nach Überwinden des Bandapparates sind wir im „freien Raum" des Gelenkspaltes, in den wir 2—5 ml injizieren. Anschließend lassen wir den Patienten bewegen, damit sich das Lokalanästhetikum im Gelenk verteilt. Wenn das Akromio-Klavikular- und das Sterno-Klavikulargelenk druckempfindlich sind, kann eine Injektion in diese Gelenke das Ergebnis noch verbessern.

Das Schultergelenk

Abb. 19: Die Injektion in das Schultergelenk

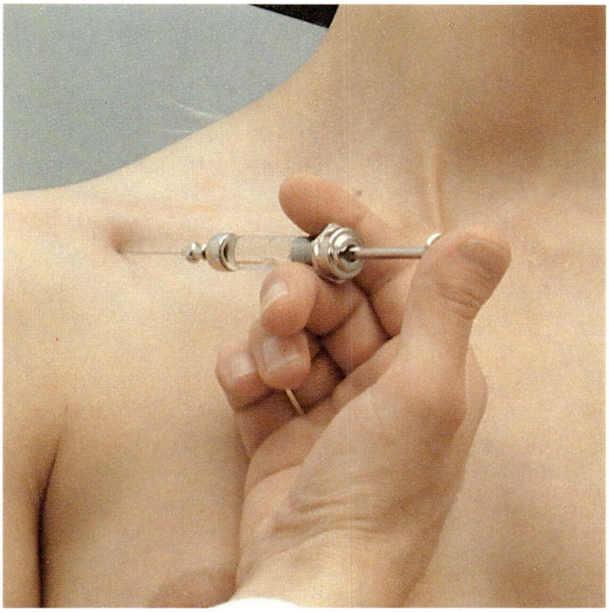

Abb. 20

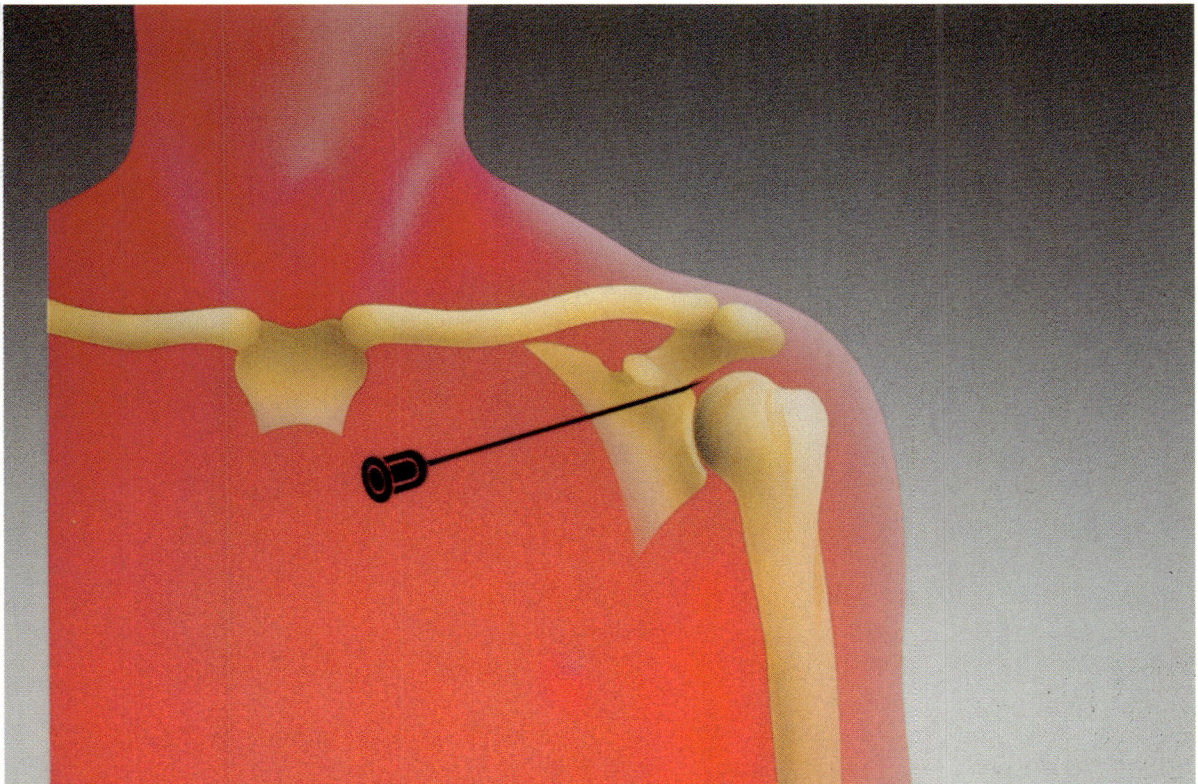

c) Hüftgelenk

Wir geben zuerst eine Quaddel über dem hautnächsten Punkt des Trochanter major und gehen durch sie mit 3 cm langer Nadel mit 2—3 ml infiltrierend bis vor das Periost. Nötig werdende Wiederholungen steigern den Erfolg eventuell bis zur Heilung, soweit diese anatomisch noch möglich ist.

Genügt das nicht, geben wir noch eine intraartikuläre Injektion in das Hüftgelenk, wie sie Kibler angegeben hat:

Nach Hautdesinfektion setzen wir die Quaddeln 3 Querfinger oberhalb des eben angegebenen Trochanterpunktes. Am auf der gesunden Seite liegendem Patienten gehen wir mit einer 8 cm langen Nadel senkrecht zur Haut unter Stempeldruck bis zur Knochenberührung. Die Nadelspitze ist dann im Gelenk. Wir ziehen sie 1 mm zurück, um nicht unter den Knorpel zu spritzen und injizieren 5 ml. Der Kranke soll dann laufen, damit sich das Mittel im Gelenk verteilt.

Wir sollten uns immer angewöhnen, unter Stempeldruck im Gewebe vorzugehen. Die aus der Nadelöffnung austretende Flüssigkeit drängt dann Nerven und kleinere Gefäße zur Seite.

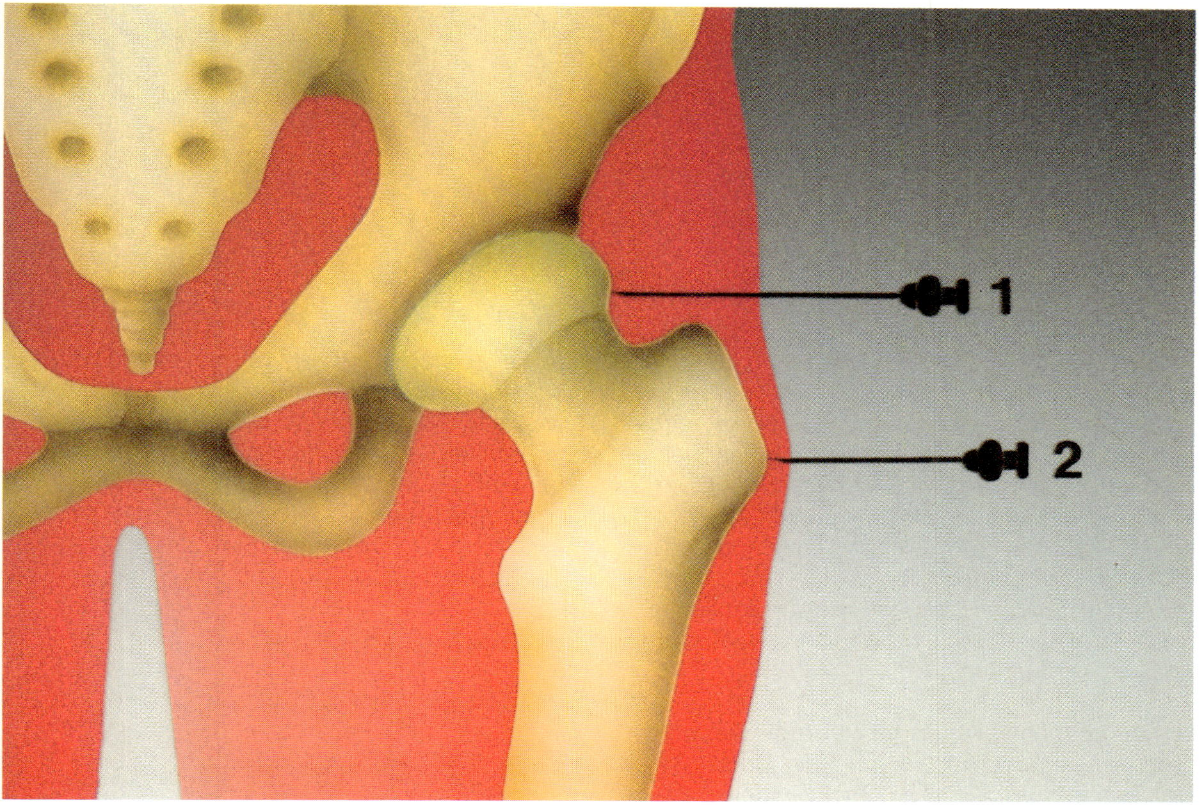

Abb. 21:
1. Die Injektion in das Hüftgelenk (nach Kibler)
2. Die Injektion an den Trochanter major

Das Hüftgelenk

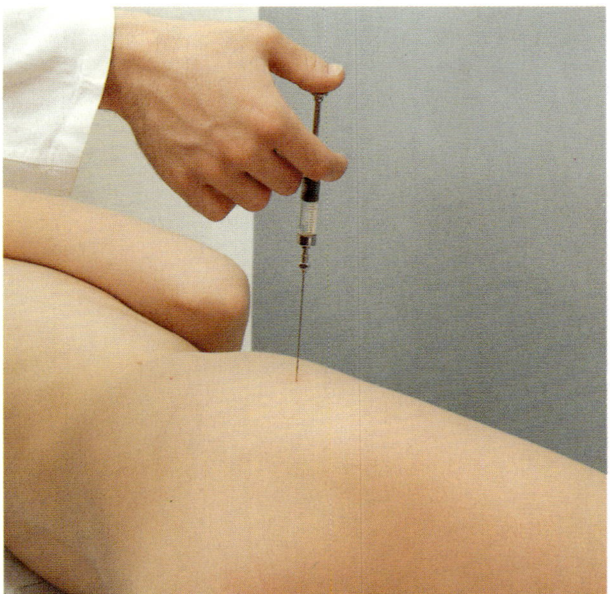

Abb. 22

d) Kniegelenk

Bei Schmerzen im Kniegelenk geben wir zuerst immer nur einige Quaddeln um das Gelenk über ertasteten Schmerzpunkten. Sie liegen vorwiegend über den Bandansätzen der Innenseite, über dem Gelenkspalt und in der Kniekehlenmitte. Durch letztere infiltrieren wir nach Hautdesinfektion bis in die Tiefe, weil die Gefäß- und Nervenversorgung von dorsal her erfolgt. Das genügt in der Regel, um die Schmerzen zu lindern und eine Besserung einzuleiten, die dann durch Wiederholungen ausbaufähig ist.

Nur in seltenen Fällen gehen wir auch in das Kniegelenk, was technisch wieder nicht schwierig ist. Der Patient liegt auf dem Rücken, sein Knie ist durch eine untergelegte Rolle leicht gebeugt. Die Patella wird etwas nach lateral gedrückt und die Nadel nach Desinfektion der Haut am medialen Rand des unteren Patella-Drittels fast waagerecht so eingestochen, daß sie hinter der Kniescheibe ins Gelenk gleitet. Nun injizieren wir 2—5 ml.

Ein weiterer risikoarmer Weg geht in die Bursa suprapatellaris, die normalerweise eine Ausbuchtung des Gelenkraumes darstellt. Nach Desinfektion Einstich mit 3 cm langer Nadel 2—3 Querfinger oberhalb des proximalen Patellar-Randes. Bei Knochenberührung wie immer die Nadel 1 mm zurückziehen und 5 ml injizieren.

Wenn auch das nicht hilft, heißt es wieder: Suche das Störfeld!

Die eingezeichneten Punkte zeigen drei Quaddeln auf der Knie-Innenseite an,
die Nadeln auf beiden Bildern den Einstich zur intraartikulären Infiltration.

Abb. 23

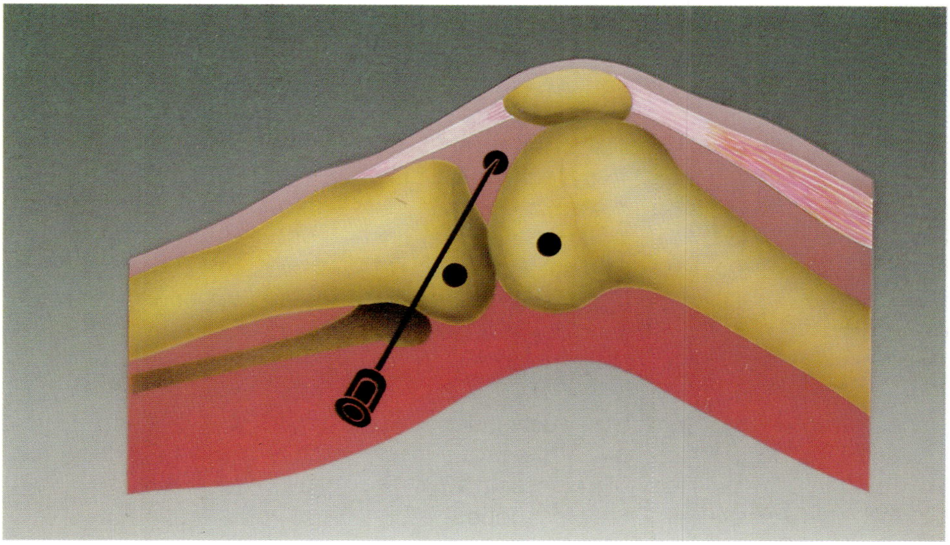

Die Injektion in das Kniegelenk

Abb. 24

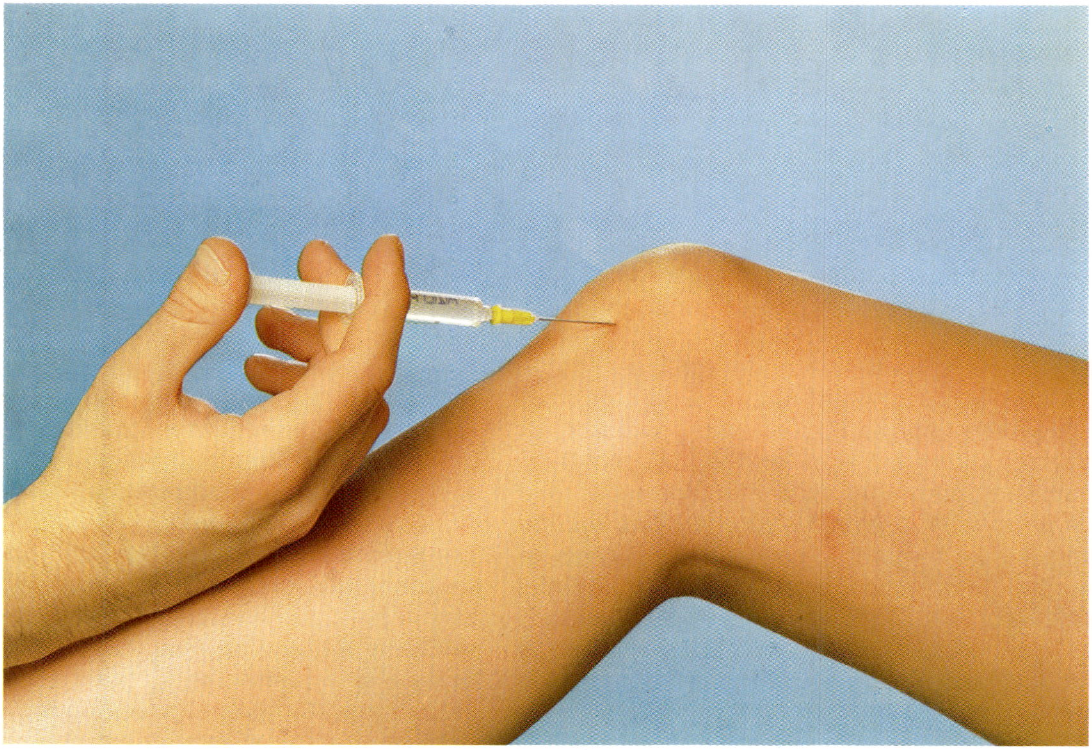

6. Die Schilddrüse

Eine einfache, aber sehr wirkungsvolle und täglich in der Praxis einsetzbare Injektion ist die in beide Schilddrüsen-Lappen. Hier eine Auswahl aus der umfangreichen Indikationsliste:

„Vegetative Dystonie“ oder „Psychovegetatives Syndrom“, Globusgefühl, Hyperhidrosis mit feuchtkalten Händen, Nervosität, Konzentrationsstörungen, Heulzwang, Haarausfall, Wetterfühligkeit, Schlafstörungen, Kreislaufstörungen, Tachykardien, Extrasystolen, Hyperemesis gravidarum, klimakterische Hitzewallungen, nervöse Herz-, Magen- und Darmstörungen, Periodenstörungen, Abmagerung u. dgl., was ich als „latente Hyperthyreose“ bezeichnet habe, aber auch echte Hyper- und Hypothyreosen. Außer letzterer alles Zeichen einer vegetativen Übererregbarkeit, bei der die Kranken ständig in einer Alarmbereitschaft und Angst verharren. Die Angst ist dabei das Leitsymptom!

Von der Schilddrüsentätigkeit hängen Wachstum und Reifung jeder Zelle wie des ganzen Organismus ebenso ab, wie körperliche und geistige Aktivität und Leistungsfähigkeit, der Grundumsatz, der Stoffwechsel und damit der Energiehaushalt, der Sauerstoff-, Wärme-, Fett- und Wasser-Haushalt. Das kleine Organ wirkt praktisch als Gaspedal oder Bremse für alle Lebensvorgänge und darüber hinaus als Transformator zwischen Leib und Seele, wobei es psychische in organische Reaktionen umsetzt.

Alle emotionalen Belastungen wie Ärger, Aufregungen, Sorgen, Wetterstürze und die Menstruation schalten bei den Patienten die Thyreoidea zu überschießend und anhaltend ein. Mit dem Sympathikus-Überwiegen wird die organische und psychische Reizschwelle gesenkt. Das hat die verschiedenartigsten vegetativen Gleichgewichtsstörungen zur Folge. Die Drüse muß dabei nicht vergrößert sein, und die normale Schilddrüsendiagnostik versagt hier. Letztlich landen die Frauen, die 90% der latenten Hyperthyreosen stellen, beim Psychotherapeuten, der ihnen aber auch nicht helfen kann.

Wenn eine Frau aufgeregt mit weiten Pupillen und locker sitzenden Tränen in Ihre Sprechstunde kommt und sich die naßkalte Hand am Kleid abwischt, bevor sie sie Ihnen reicht, sollte das für Sie ein Hinweis auf die notwendige Schilddrüsen-Injektion sein!

Man injiziert am besten am liegenden Patienten mit nach hinten rekliniertem Kopf, weil sich die Drüse so gut vorwölbt. Man läßt ihn schlucken und betrachtet und befühlt dabei die Größe, Konsistenz und Lage der sich mit dem Kehlkopf bewegenden Thyreoidea. Mit feiner Nadel Nr. 20 wird kurz eingestochen und nach negativer Ansaugprobe in 0,5—1 cm Tiefe auf beiden Seiten je 0,5 ml injiziert. Sollte einmal Blut aspiriert werden, was bei dem gut durchbluteten Organ ohne weiteres vorkommen kann, wird die Nadellage etwas verändert und bei extravasalem Sitz injiziert.

Diese technisch einfachen Injektionen und einige Wiederholungen sind sehr segensreich und können ganze Schicksale verändern. Die Frauen werden ruhiger, verträglicher, kontaktfreudiger, sehen besser aus, werden wieder leistungsfähiger, haben bald kaum mehr Beschwerden und sind uns für diese einfache Hilfe sehr dankbar. Wenn das nicht so ist, müssen wir noch Injektionen in den gynäkologischen Bereich geben, die dann bei der Wechselwirkung zwischen beiden Hormondrüsen das hormonelle Gleichgewicht wiederherstellen helfen.

Intervalle erst einmal wöchentlich, bei Anschlagen der Therapie genügen größere Zwischenräume, die dann individuell festzulegen sind. Meist merkt es der Patient selbst, wenn eine erneute Sitzung nötig wird, er bestimmt dann die Abstände.

Die Struma (nicht die malignen und harten Knotenkröpfe) verkleinert sich bei einer derartigen Serie von 10—20 Behandlungen. Bei heißen Knoten muß eine Nadelbiopsie die Malignität ausschließen, bevor wir injizieren dürfen. Daß Hypo- und Hyperthyreosen gleichermaßen zur Norm zurückgeführt werden, ist kein Widerspruch, sondern liegt daran, daß die Lokalanästhetika die Eigenschaft haben, die Funktion unabhängig von der vegetativen Ausgangslage zu normalisieren.

Lassen Sie sich von der Praxis überzeugen, daß es so ist!

Abb. 25: Die Injektion in die Schilddrüse bei Erkrankung und der latenten Hyperthyreose (Dosch)

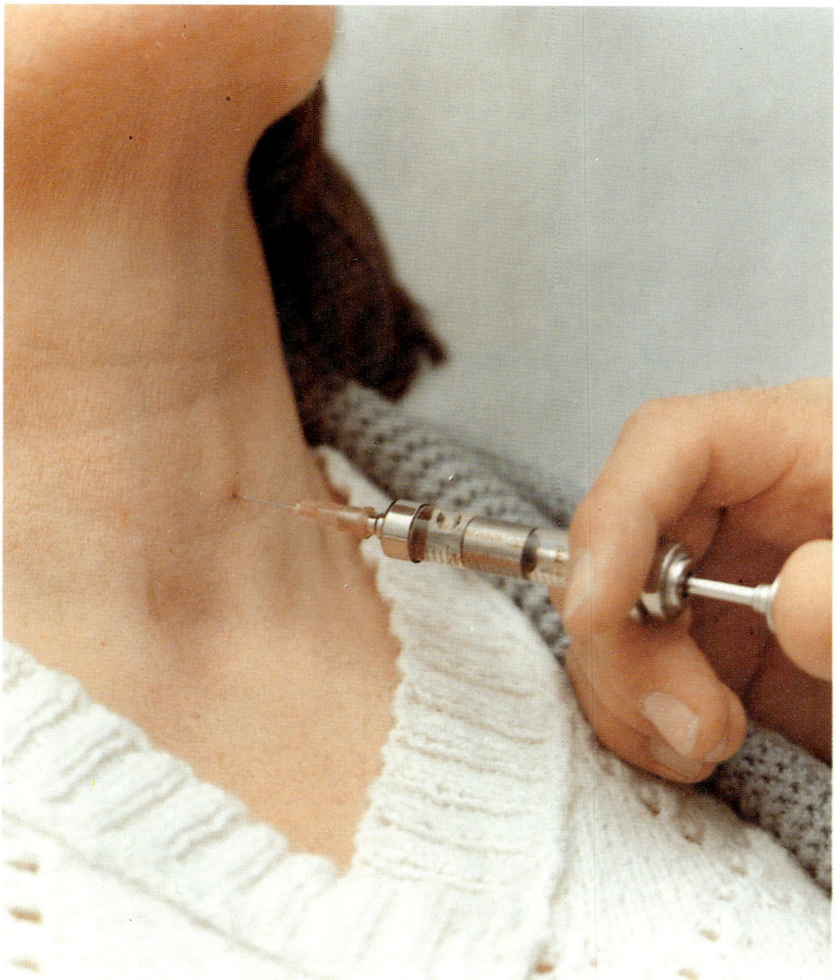

7. Herzbeschwerden

Bei pektanginösen, vegetativ bedingten Beschwerden, bei Angina pectoris und zur Infarkt-Prophylaxe nutzen wir die kuti-viszeralen Reflexwege in den Segmenten C 3—C 4 links und Th 1—Th 6 links. Die Verbesserung der Herz-Vasomotorik auf die Quaddeltherapie ist im EKG objektivierbar. Die Lokalanästhetika entfalten als Betablocker am Herzen eine Hemmung der Reizbildung und Reizleitung und einen nachgewiesenen sauerstoffsparenden Effekt am Herzmuskel.

Wir geben 1 ml intra- und ein wenig paravenös in und an die linke Kubitalvene. Dazu 4—6 Quaddeln beiderseits dicht neben das Sternum in Höhe des 1.—3. Interkostalraumes und noch eine weitere in den Winkel zwischen Xiphoid und linkem Rippenbogen. Dann suchen wir nach anderen Schmerzpunkten in den Headschen Zonen des Herzens. So am Schlüsselbein, über der linken Hals- und Schulterpartie nach Gelosen, auch zwischen linkem Schulterblatt und den oft klopfempfindlichen Dornfortsätzen, die wir auch noch mit Quaddeln und tiefergehenden Injektionen behandeln. Alle Narben in diesen Bereichen müssen mit entstört werden. Bei Patienten mit vegetativer Übererregbarkeit sollte auf alle Fälle auch eine dämpfende Injektion in beide Seiten der Schilddrüse gegeben werden.

Damit können wir dysreflektorische Vorgänge am Herz-Nervensystem und streßbedingte überschießende Reaktionen zur Norm zurückführen. Diese Behandlung kann neben anderen notwendigen Medikamenten und Maßnahmen unbedenklich eingesetzt werden.

Abb. 26: Die herzwirksamen parasternalen Quaddeln in den Headschen Zonen C3—C4 und Th1—Th6 links

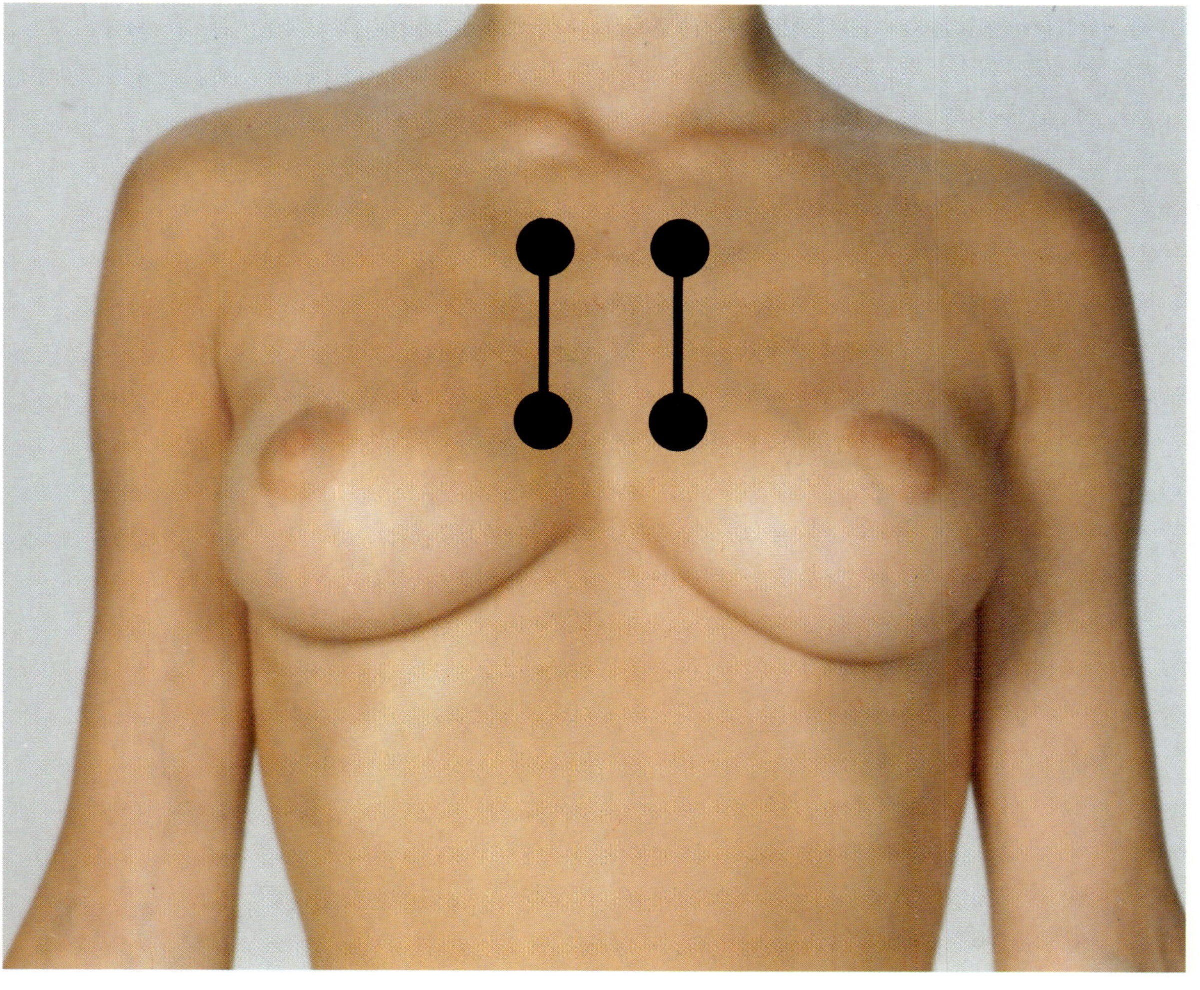

8. Erkrankungen im thorakalen Raum

Indikationen: Asthma bronchiale, chronische Bronchitis, Silikose, Pertussis, Emphysem. Als Adjuvans bei Pneumonie, Lungentuberkulose und Pleuritis, Dyspnoe u. dgl.

Die Headschen Zonen für Lunge und Bronchien liegen in den Segmenten C 3—C 4 und Th 3—Th 5 (Schwerpunkte). Wir geben neben der eben beschriebenen Herzbehandlung noch eine Reihe von 10—12 Quaddeln beiderseits paravertebral der Brustwirbelsäule, wie auf der Abbildung ersichtlich ist. Nadel 2 cm lang (Nr. 20) und je Quaddel 0,2 ml.

Gibt der Patient danach eine Linderung seiner Beschwerden an, ist wie bei jeder Segmentbehandlung eine Wiederholung bei wiederauftretenden Beschwerden gerechtfertigt. Wenn nicht andere Segmentinjektionen, wie z. B. Injektionen an das Ganglion stellatum, weiterhelfen, suchen wir nach einem auslösenden Störfeld. Beim Asthma der Kleinkinder denke man neben den Mandeln auch an den Nabel, die erste Narbe des Menschen. Bei Erwachsenen erweisen sich oft die Nebenhöhlen und Zähne, bei Frauen der gynäkologische Raum als Störfeld.

Daß auch der thorakale Raum selbst zum Störfeld für andere Erkrankungen außerhalb des Segmentes werden kann, wenn Lungenerkrankungen in der Vorgeschichte angegeben werden, ist nach dem früher Gesagten naheliegend.

Lungenerkrankungen und das Störfeld thorakaler Raum

Abb. 27: Die paravertebralen Rückenquaddeln beiderseits der BWS

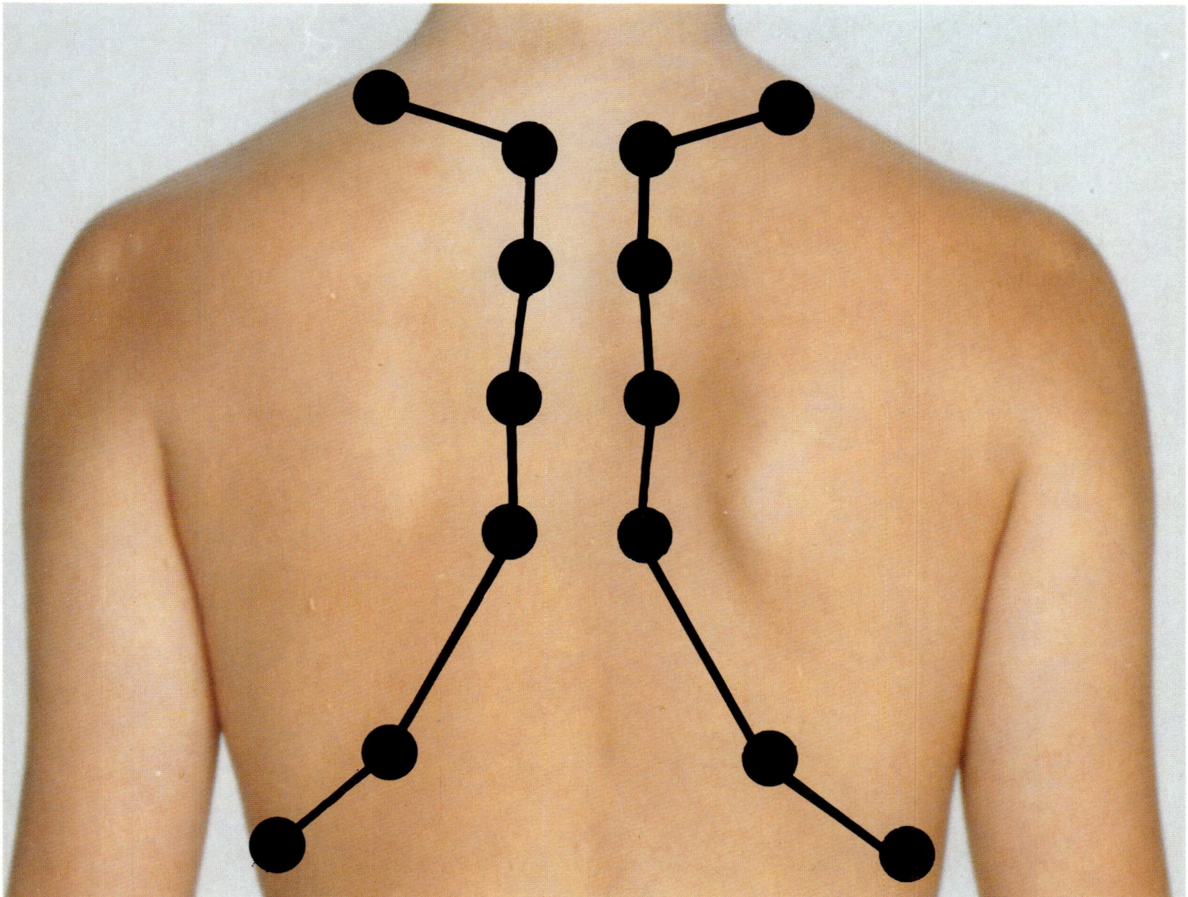

9. Erkrankungen im Abdominalbereich

Bei allen Oberbaucherkrankungen (Leber, Gallenblase, Magen, Bauchspeicheldrüse, Milz und Darm) bewährt sich oft allein schon neben der umstimmenden intravenösen Injektion die Injektion in die Magengrube, die auch der Anfänger in diesen Fällen nutzen sollte. Noch wirkungsvoller ist die Injektion an das „Bauchgehirn“, die Nervi splanchnici und das Ganglion coeliacum (siehe Lehrbuch).

Wir setzen am liegenden Patienten etwa 3 Querfinger kaudal vom Schwertfortsatz (Proc. xiphoideus) eine Quaddel und gehen dann je nach Adipositas durch die Quaddel unter Stempeldruck 3—5 cm infiltrierend langsam senkrecht in die Tiefe. Der Sehnenstreifen der Linea alba bietet einen fühlbaren Widerstand. Nach dessen Durchstoßen liegt die Nadelspitze vorschriftsmäßig präperitoneal. Dort (nicht tiefer) setzen wir mit der 3—5 cm langen Nadel ein Depot von etwa 2 ml.

Die Periostmassage zeigte uns am Rippenbogen in der Mamillarlinie links und rechts druckempfindliche Punkte, die man massieren kann, um auf Oberbaucherkrankungen einzuwirken. Wenn sie empfindlich sind, geben wir auch hierhin an die „Vogler-Punkte“ noch je 1 ml.

Abb. 28: Die präperitoneale Injektion in die Magengrube

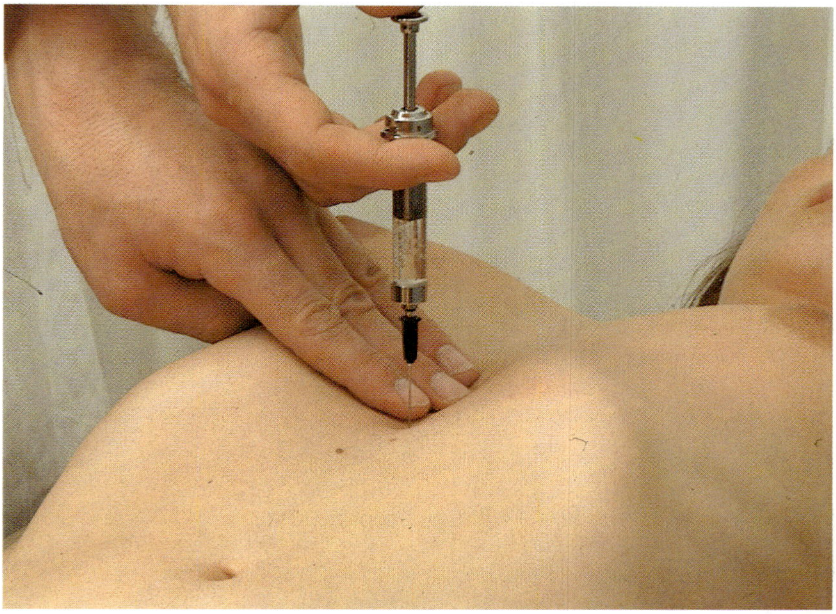

Abb. 29: Die Injektion an die Periostpunkte (nach Vogler)

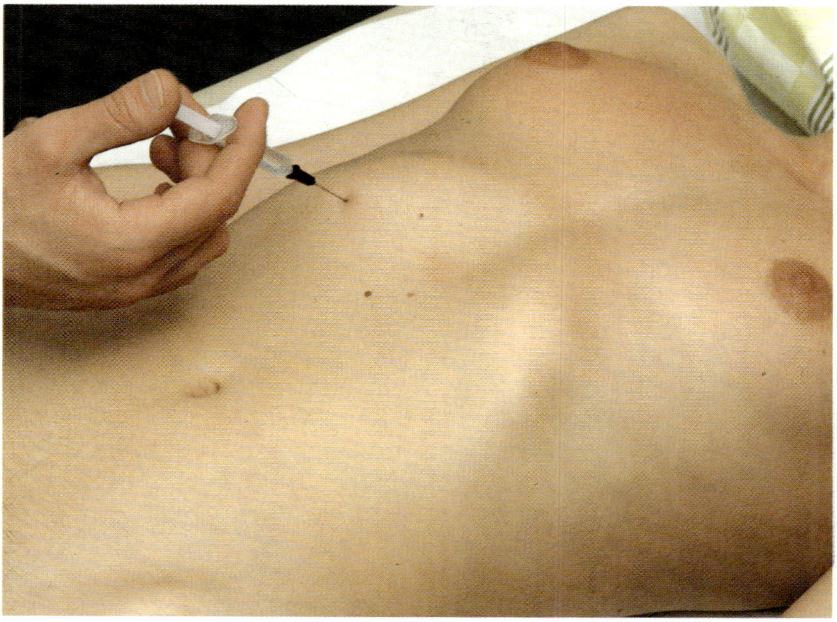

10. Gynäkologische Erkrankungen

Überlastungen des hormonellen Systems z. B. durch Entbindungen, Aborte, durchgemachte Infektionen, Endo- und Parametritis, operative Eingriffe usw. können den Genitalbereich der Frauen zum Locus majoris reactionis werden lassen. Prof. Goecke schätzte, daß 40% aller Frauen auf Grund vegetativer Dysregulationen im gynäkologischen Bereich erkranken! Er erzielte allein mit der von Huneke angegebenen Segmenttherapie 60—70% Erfolge (ohne Störfeldberücksichtigung!).

Die Neuraltherapie ist also bei Erkrankungen wie der Pelvipathia vegetativa, Dysmenorrhö, unspezifischem Fluor, Sterilität, Kreuzschmerzen der Frau usw. sehr aussichtsreich.

Bei der Störfeldsuche erweist sich der gynäkologische Raum sehr oft als Quelle für Fernkrankheiten wie z. B. Migräne, Schilddrüsen-Erkrankungen, Mastodynie, depressive Verstimmungen usw.

Zur Untersuchung gehört bei uns das Abtasten der Headschen Zonen mit der Suche nach Schmerzpunkten für die Quaddeltherapie: Ovar: Th 10, Tube Th 11—Th 12, Uterus S 3—4. Bei der vaginalen Untersuchung suchen wir Narben, tasten die Hinterwand der Symphyse und die Eintrittspunkte des N. pudendus an der Spina ischiadica mit ab, die bei Empfindlichkeit zu behandeln sind. Immer lassen wir auch eine Bauchdeckenfalte von kaudal nach kranial abrollen, um nach präperitonealen Schmerzpunkten zu fahnden.

a) Die Injektion „in den gynäkologischen Raum“ durch die Bauchdecken: Wir ertasten im Bereich der oberen Schamhaarbegrenzung die scharfe Kante des oberen Schambeinastes etwa 4 Querfinger lateral der Symphyse mit Zeige- und Mittelfinger der freien Hand. Dort stechen wir mit 6—8 cm langer Nadel senkrecht zur Haut ein und injizieren präperiostal 1—2 ml. Die Nadel wird dann etwas zurückgezogen und nach dorsal hinter den Knochenrand geführt. Unter Stempeldruck schieben wir sie noch etwa 5—6 cm nach dorsal-medial (etwa in Richtung auf den Anus zu) vor. Sie liegt nun extraperitoneal im paravesikalen Bindegewebe in der Nähe der kranialen Ausläufer des Plexus uterovaginalis (Frankenhäuser), wo wir beiderseits 2—3 ml injizieren.

b) Die parazervikale Injektion an die kaudalen Frankenhäuser-Ganglien: Die Patientin liegt mit entleerter Blase auf dem gynäkologischen Stuhl. Die Portio wird mit einem selbsthaltenden Spekulum eingestellt. Einstich neben der Portio durch die Umschlagfalte der Schleimhaut etwas mehr nach dorsal bei Uhrzeiger 4 bzw. 8 Uhr. Die 8—10 cm lange Nadel wird etwas schräg nach lateral-dorsal nur 1—2 cm tief eingeführt und dann werden auf beiden Seiten je 2 ml injiziert. Ein tieferes Eindringen könnte Äste der A. ovarica oder uterina verletzen! So erfolgt die Injektion im extraperitonealen Raum an die Ganglien des umfangreichen Plexus. Natürlich müssen alle Dammnarben, Narben nach Emmetschen, Risse usw. immer mitgespritzt werden.

Der gynäkologische Raum und die Frankenhäuser-Ganglien

Abb. 30:

1. Die Injektion an den oberen Schambeinkamm
1a. Die Injektion an die oberen Frankenhäuser-Ganglien
2. Die transvaginale parazervikale Injektion an den Plexus uterovaginalis (Frankenhäuser).

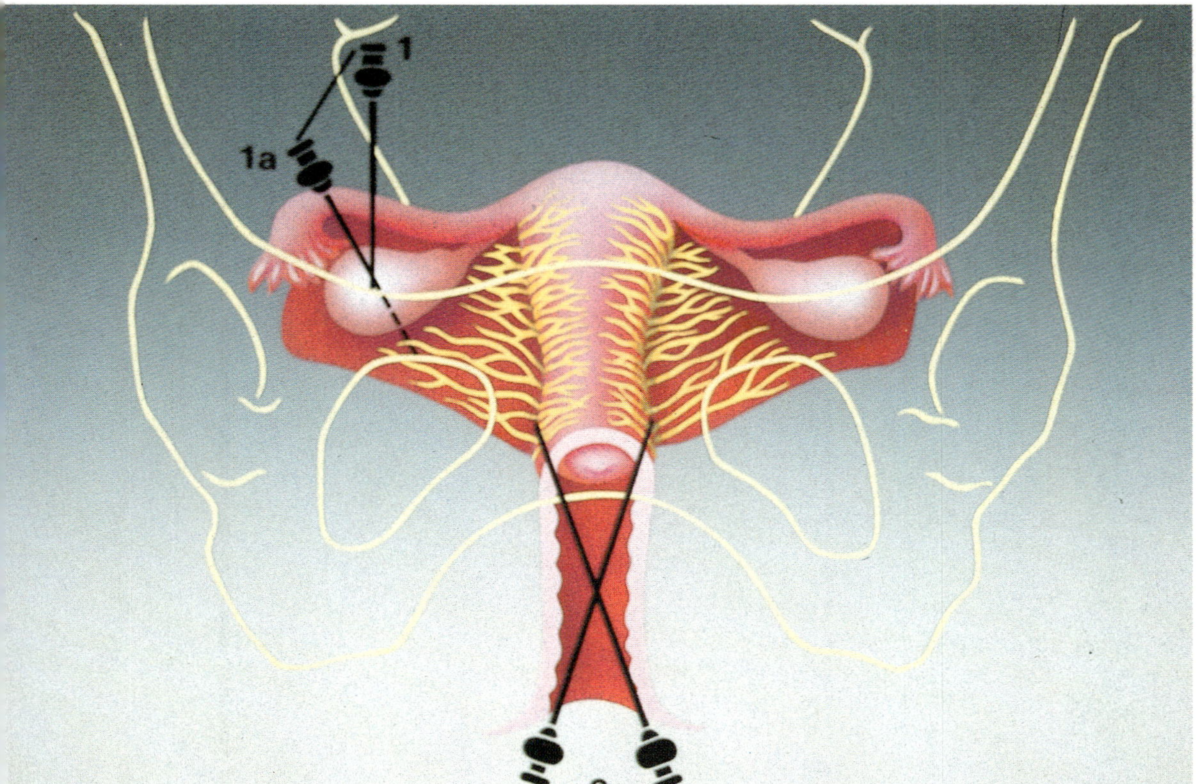

11. Die Prostata

Indikation: Prostatopathia vegetativa, Prostataadenom, Nykturie und andere Miktionsbeschwerden, z. B. männliche Reizblase. Zur Störfeldsuche nach Prostatitis, Gonorrhoe, Zustand nach Prostatektomie oder Prostataresektion und Epidydimitis.

Kontraindikation: Karzinome und Tuberkulose des Harntraktes.

Der Begriff „Prostatitis" ist nur beim Nachweis von Bakterien und Entzündungen angebracht. Bei über zwei Dritteln liegt ein „Vegetatives Urogenitalsyndrom" vor, bei dem die Bakterien keine mehr oder nur eine untergeordnete Rolle spielen und bei dem Antibiotika absolut fehlindiziert sind. Nach der Behandlung kann sich eine abakterielle nervalgesteuerte Prostatopathie anschließen, für die die Neuraltherapie der Prostata die Methode der Wahl darstellt.

Die Meldung über die Blasenfüllung und über den Mechanismus der Blasenentleerung geht beim Mann von Rezeptoren aus, die in der Prostatakapsel liegen. Diese und der Plexus prostaticus sind unsere Ansatzstelle für die Injektion.

Technik: Der Patient liegt in Rückenlage auf einem gynäkologischen Untersuchungsstuhl und hält sein Skrotum nach oben. Der Arzt macht den behandschuhten freien Zeigefinger mit Seife oder Creme schlüpfrig und führt ihn in das Rektum des Kranken ein. Er ertastet die Größe und Konsistenz der Drüse, deren Anfangsbefund notiert werden muß. Harte Drüsen mit höckeriger Oberfläche sind als krebsverdächtig von der Behandlung auszuschließen und dem Urologen zur Nadelbiopsie zu überweisen.

Der Einstich erfolgt ein bis zwei Querfinger ventral vom Anus durch eine Quaddel, deren Setzen in dem nervenreichen Gewebe schmerzhaft ist. Der Patient sollte darauf vorbereitet werden. Die 8 cm lange, bis 0,8 mm dicke Nadel wird unter Kontrolle des im Darm liegenden Fingers und unter Stempeldruck bis an die derbe Kapsel geführt, die einen deutlichen Widerstand bildet. Bei Miktionsbeschwerden genügt die Injektion vor die Kapsel und links und rechts von ihr, wo wir mit 2—4 ml infiltrieren.

Beim Prostata-Adenom weicher bis mittelderber Konsistenz gehen wir auch durch die Kapsel bis 1 cm tief in die Drüse und injizieren nach links und rechts je 1 ml. Bei liegender Nadel wird mit dem im Darm liegenden Finger eine kurze Prostata-Massage angeschlossen, damit sich das Lokalanästhetikum besser in der Drüse verteilt und nicht wieder durch den Stichkanal nach außen zurückläuft. Der Patient ist darauf aufmerksam zu machen, daß eine gelegentliche Nachblutung aus der Harnröhre oder blutig imbibiertes Sperma beim nächsten Samenerguß ohne Bedeutung sind. Eine Verkleinerung der Drüse ist nur nach einer Serie von 10—20 derartiger Injektionen zu erwarten. In den meisten Fällen kann damit eine Operation vermieden werden. Die Patienten geben oft spontan an, daß sie sich unter dieser Behandlung jünger und leistungsfähiger fühlen und daß rheumatische Beschwerden, Koronarspasmen und andere störfeldbedingte Beschwerden unter der Behandlung verschwunden sind.

Eine Verschleppung von Tumorzellen durch die Injektion in die Drüse gilt nach Feinnadelbiopsien mit 0,8 mm dicker Nadel als „ein ganz seltenes Ereignis". Da wir krebsverdächtig derbe Drüsen von der Therapie ausschließen, ist diese kaum zu befürchten. Wer trotzdem Bedenken hat, spritze nur vor die Drüse an den Plexus prostaticus.

Abb. 31: Die kuti-viszeralen Reflexzonen für die Quaddeltherapie (Th 12 — L 3) liegen ventral über dem Beckenkamm, dorsal über dem Kreuzbein.

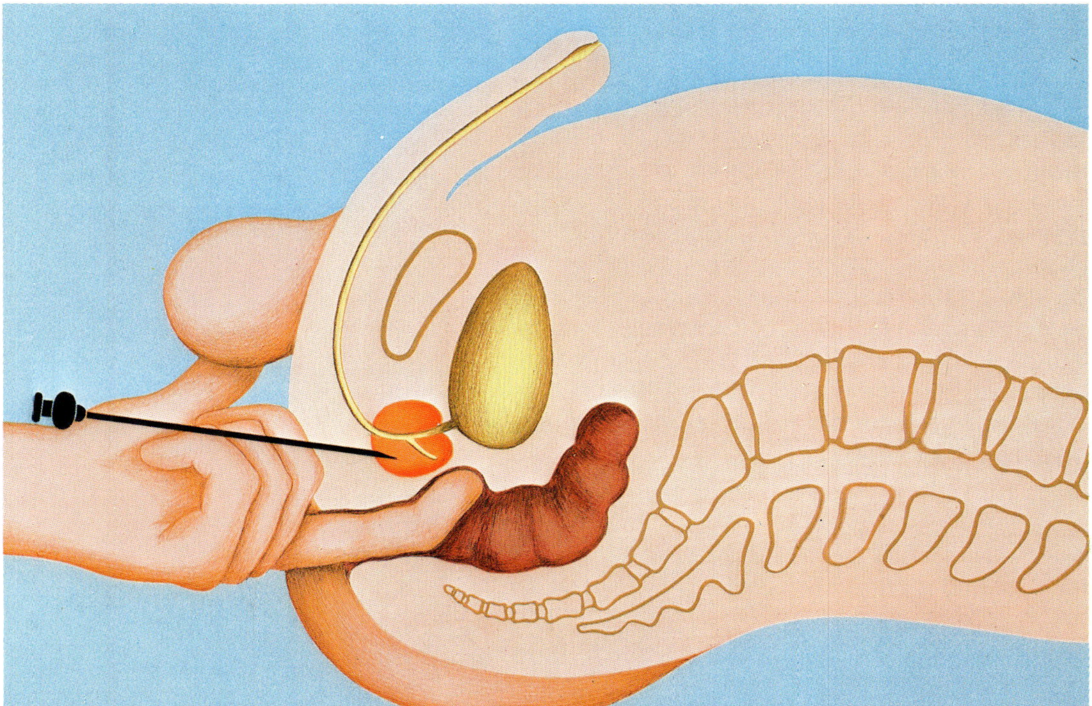

12. Tonsillen als Störfeld

Die Tonsillen und Zähne sind so häufig Störfelder, daß sie gesondert abgehandelt werden. Im Text wurde ja bereits mehrfach auf die Narben, Fremdkörper, Ohren, Uterus, Adnexe, Prostata usw. als potentielle Störfelder hingewiesen.

Die Tonsillen und die Narben nach Tonsillektomie sind so häufig Störfelder, daß man sie bei chronischen Krankheiten immer einmal testen sollte. Die Technik ist leicht erlernbar und bei Beachtung der Kautelen praktisch auch ungefährlich!

Der Patient sitzt möglichst auf einem Stuhl mit Nackenstütze, sonst müßte er von einer Hilfsperson fixiert oder an die Wand angelehnt werden. Gutes Licht ist eine weitere Voraussetzung. Der Patient soll den Mund öffnen, die Zunge aber nicht herausstrecken. Diese wird mit einem Spatel etwa in Zungenmitte mit nicht zu starkem Druck niedergehalten. Der Patient soll während der Injektion weiteratmen, bei starkem Würgereflex sogar in kurzen Intervallen, wie ein in der Hitze hechelnder Hund.

Die Injektion größerer Mengen von Lokalanästhetika in ein zum Gehirn führendes Gefäß (Arteria carotis comm., interna oder vertebralis) kann zu bedrohlichen Komplikationen führen. Wir vermeiden sie, wenn sie vor jeder Injektion im Hals- und Kopfbereich vor der Injektion ansaugen und zwar in 2 Richtungen mit um 180 Grad gedrehter Nadel, um der extravasalen Lage sicher zu sein. Die benötigte 8cm x 0,8mm Einmalkanüle steckt in einer Kunststoff-Schutzhülle. Wenn man sie soweit abschneidet, daß die Nadelspitze nur 0,5cm weit herausschauen kann, wird ein zu tiefes Einstechen sicher verhindert.

Wir stechen nur bis dicht unter die Schleimhaut ein und injizieren an alle vier Mandelpole nur je 0,5ml oberflächlich submukös. Zur Injektion an den unteren Pol drückt man den Zungenrand am Ende der Zahnleiste nach medial. So vermeidet man eine Injektion in das bakterienreiche Mandelgewebe, die sonst gelegentlich zu einem Peri-Tonsillar-Abszeß führen könnte.

Bei Tonsillektomierten spritzen wir dicht unter die Mitte der Narbenfläche wieder nur oberflächlich. Die kleine Mühe wird oft mit überraschenden Heilungen belohnt. Wer das einmal erlebt, wird der Methode verfallen sein, die sich in fast 50 Jahren vieltausendfach bewährt hat.

Das Testen der Tonsillen bzw. Tonsillektomie-Narben

Abb. 32: Ausschalten des Störfeldes Tonsillen:

1. Einstichpunkt für die submuköse Injektion an den oberen Tonsillenpol,

2. an den unteren Pol.

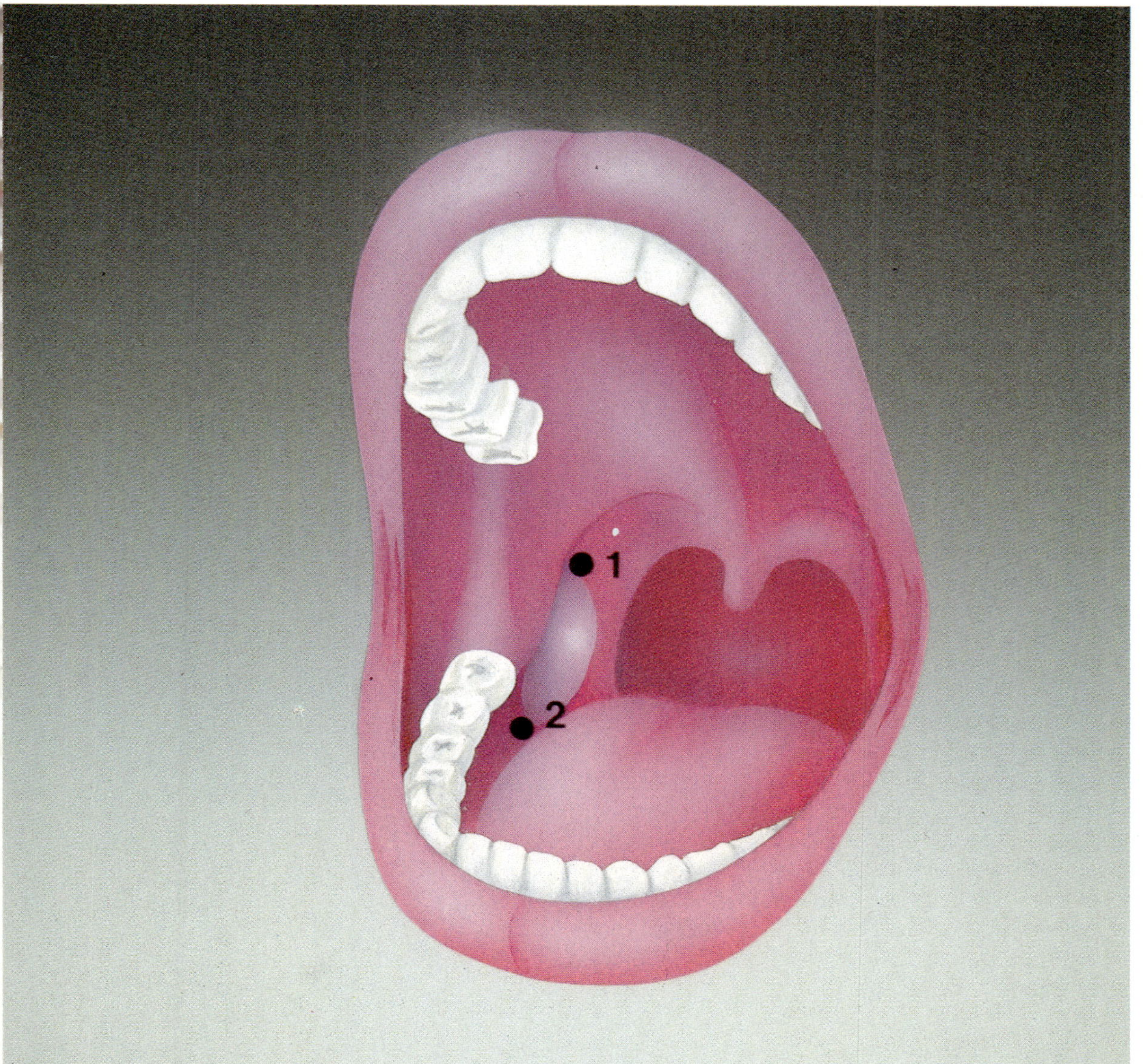

13. Die Zähne als Störfelder

75% der Kieferhöhlen-Erkrankungen sind dentogenen Ursprungs! Der Lymphabfluß von Zahn- und Kieferhöhlen-Herden geht über die Tonsillen. Logischerweise sollte die Zahnsanierung vor allen operativen Eingriffen an den Nebenhöhlen und Mandeln erfolgen. Ein Blick in den Mund sollte also schon zur Erstuntersuchung gehören. Zur Beurteilung des Zahn-, Mund-, Kieferbereiches gehören ein Zahnstatus, auch das unbezahnten Kiefers, möglichst mit Erfassung des retromolaren Raumes. Zur Behandlung in unserem Sinne gehört ein guter Zahnarzt, der die Zähne nicht „um jeden Preis" erhält, sondern der auch den Störfeldproblemen gegenüber aufgeschlossen ist. Wenn nicht, zahlt oft unser Patient den Preis mit seiner Gesundheit. Die Thermographie kann bei der Beurteilung sehr hilfreich sein.

Uns interessieren alle nervtoten Zähne, auch die „apikal unverdächtigen", vor allem die beherdeten und verlagerten Zähne, wie die retinierten Weisheitszähne, Restostitiden, Zahnfleischtaschen usw. Auch der praktische Arzt sollte sich mit diesem wichtigen Gebiet vertraut machen.

Zum Testen empfehlen wir die Verwendung von Zylinderampullen-Spritzen und Xyloneural in Zylinderampullen. Für Fortgeschrittene auch eine Spezialspritze für die intraligamentäre Anästhesie, die noch bessere Testergebnisse bringt. Notfalls genügt aber eine normale 2 ml-Einmalspritze mit fest aufgesetzter Nadel Nr. 20.

Pro Einstich geben wir 0,2 ml über der Wurzel des zu testenden Zahnes bukkal und palatinal bzw. lingual. Jeder Zahn muß einzeln gespritzt werden und alle verdächtigen in einer Sitzung. Die 100%ige Wirkung muß von den Zähnen aus nur etwa 8 Stunden anhalten. Bei jeder Wiederholung muß sich diese Zeitspanne noch erhöhen. Ein schwieriges, aber äußerst wichtiges Gebiet, das eine gute Zusammenarbeit mit einem fortschrittlichen Zahnarzt nahelegt.

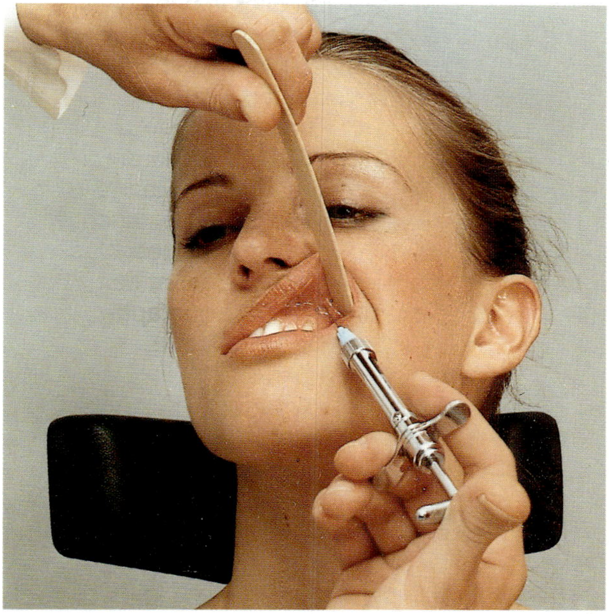

Abb. 33: Injektion an die Zahnwurzel

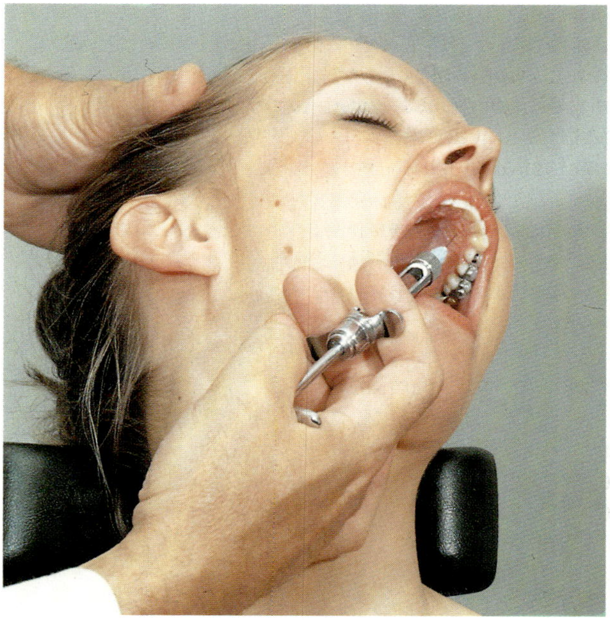

Abb. 34: Injektion an das Periost des Kieferknochens über der verdächtigen Wurzel palatinal bzw. lingual.

Schlußwort

Wenn Sie Ihre diagnostischen und therapeutischen Möglichkeiten erweitern wollen, auch bei den sogenannten funktionellen Krankheiten, deren Beschwerden mit der üblichen Diagnostik nicht erfaßbar sind, sollten Sie — ruhig mit Skepsis — an die Therapie mit Lokalanästhetika herangehen. Wenn Sie es erst mehrfach versucht haben, werden Sie die ersten eigenen Erfolge mehr überzeugen, als das viele Worte vermögen!

Die Neuraltherapie nach Huneke ist eine Regulationstherapie. Bei richtiger Anwendung können wir uns regulierend in die komplexen Wechselwirkungskausalitäten vieler Krankheitsprozesse einschalten. Sie ist eine moderne ökonomische, ebenso risiko- wie nebenwirkungsarme Methode mit großer Wirkungsbreite und Erfolgschancen. Sie ist keine Allheilmethode. Bei Bedarf werden wir immer auch andere bewährte chemische, physikalische, biologische oder operative Maßnahmen mit heranziehen.

Allerdings muß man dazu die zum Teil vom bisher Gelernten abweichenden theoretischen und praktischen Grundlagen beherrschen. Bei Beachtung von nur wenigen Kautelen ist sie praktisch ungefährlich und jedem Arzt und Patienten zumutbar. Auch die Technik ist für jeden erlernbar und zum Dazulernen sollte kein Kollege zu alt sein — und keiner sich zu vollkommen dünken!

Eine kurz gefaßte Fibel kann kein Lehrbuch ersetzen. Wir wollten nur Ihr Interesse an der Regulationstherapie mit Lokalanästhetika wecken, eventuelle Vorurteile abbauen und Ihnen die ersten Schritte in eine komplementäre Medizin erleichtern.

Zur Weiterführung empfehlen wir Ihnen folgende Bücher:

1. DOSCH, Mathias: Bildatlas und Technik der Neuraltherapie mit Lokalanästhetika. 4., verb. Auflage. Karl F. Haug Verlag, Heidelberg 1988.

2. DOSCH, Peter: Lehrbuch der Neuraltherapie nach Huneke. 13., erw. Auflage. Karl F. Haug Verlag, Heidelberg 1989.

3. DOSCH, Peter: Wissenswertes für Patienten über die Neuraltherapie. 22. Auflage. Karl F. Haug Verlag, Heidelberg 1989.

   (Diese 3 Bücher sind ebenfalls im Karl F. Haug Verlag in englischer Übersetzung erschienen.)

4. HUNEKE, F.: Das Sekunden-Phänomen in der Neuraltherapie. 6., überarb. Auflage. Karl F. Haug Verlag, Heidelberg 1989.

Mein Sohn Michael hat für die visuelle Unterrichtung 2 Intensivkurse auf Videoband herausgebracht. Vertrieb: Susanne Dosch, Zweigstraße 2, D-8022 Grünwald bei München.